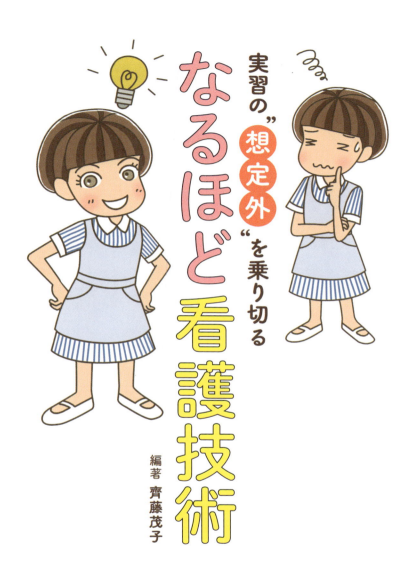

実習の"想定外"を乗り切る

なるほど看護技術

編著 齊藤茂子

メヂカルフレンド社

はじめに

　本書は2014年度から2016年度の3年にわたって『クリニカルスタディ』誌に掲載された連載「実習の"想定外"を解決！ 看護技術お助け隊」を整理し、書籍化したものです。筆者と荒添美紀先生、慈恵会教務主任養成講座2期生の有志8名で執筆させていただきました。

　本書のキーワードは"想定外""乗り切る""なるほど"の3つです。実習中の困難を何とかしてくれそうなグッとくるキーワードとして考えました。きっかけとなったのは、臨地実習って学生にとっては想定外の出来事ばかりなので、学生が困ったときに助けになる本がほしいよね、というメンバーの一言でした。

　学生の皆さんは、看護技術の筆記試験も実技試験もクリアしたのに、臨地実習では、学校で学んだ知識を総動員しても手も足も出ない「困った！」経験をしたことはありませんか？ 授業でやらなかった、テキストにも載っていなかった、けれども目の前の患者さんは、学校で学んだこととは明らかに異なる状況で援助を必要としている、という場面に出会うことが多々あると思います。学校で学ぶのは標準的・一般的なことで、看護技術の基礎編です。しかし、臨地実習は患者さんへの援助に個別性を踏まえることが必要であり、看護技術の応用編が求められます。これが臨床の知、実践の知といわれるものです。この臨床知こそ看護職が身につけていかなければならないものです。

　個別性があるということは、「人の数だけ看護がある」ということです。その人に適した看護技術を提供することは、専門職としての責務であると言えます。

3

臨地実習は"想定外"の宝庫です。本書は、学生の皆さんがそのような場面に遭遇したときに、力になれることを願ってまとめました。特に皆さんが経験することの多い日常生活の援助を中心にまとめています。また、想定外への対応にエビデンスをもたせることも必要と考え、詳細にテキストを調べました。また、最後には、「おわりに」として筆者から、看護技術を学ぶ皆さんに向けて、看護の専門性にとっての看護技術のもつ意味を述べさせてもらいました。

　本書は学生向けにまとめましたが、経験の少ない新人看護師の方々が患者さんに技術を提供する場面や、看護教員の方々が、授業の中で学生に考えてもらうヒントとして活用できるのではと思います。皆さんの"想定外"の場面で活用していただけたら、筆者一同望外の喜びです。

2019 年 6 月

齊藤 茂子

執筆者一覧

編著

齊藤　茂子　　　東京工科大学名誉教授

執筆（執筆順）

荒添　美紀　　　杏林大学保健学部看護学科　特任教授

土澤　るり　　　戸田中央看護専門学校看護学科　教務課長

宮野　恵美　　　東京都立北多摩看護専門学校　教務総括

菅山　明子　　　高崎総合医療センター附属高崎看護学校　教育主事

大川　和子　　　土浦協同病院附属看護専門学校　副学校長兼教務部長

実原　美和　　　北海道医薬専門学校看護学科　学科長

村上　悦子　　　幸手看護専門学校第二看護学科　専任教員

片桐ゆみ子　　　岡谷市看護専門学校　副校長

宮本　道代　　　東京都立荏原看護専門学校　副校長

目次 CONTENTS

はじめに ……… 3

1 コミュニケーションの場での"想定外"

1. 患者さんと話をしていたら急に沈黙してしまった …………… 10
2. 患者さんから「もう来なくていい」と言われた …………… 14
3. 飲んでいない薬を見つけたが、
   患者さんに「内緒にしてね」と言われた …………… 18
4. 多床室で受け持ち患者さんと話していたら、
   同室の患者さんから「うるさい！」と言われた …………… 22

2 バイタルサイン測定の場での"想定外"

1. 腕の拘縮がきつくて、マンシェットをうまく巻けない ……… 26
2. 体温を測定しようとしたら、腋窩の冷罨法中だった ………… 30
3. 呼吸測定中に患者さんから話しかけられてしまった ………… 34
4. 不整脈があって、脈拍がうまく数えられない ………………… 38
5. 背部の呼吸音を聴診しようとしたが、
   患者さんが座位を保持できない …………………………… 42
6. 子どもがふざけてバイタルサインを測らせてくれない ……… 46

3 環境援助の場での"想定外"

1. 患者さんが臥床したままのシーツ交換、
   側臥位がとれない場合はどうすればいいの？ ……………… 50
2. 受け持ち患者さんからは「暑い」と言われ、
   同室の患者さんからは「寒い」と言われた ………………… 54

4 食生活と栄養援助の場 での"想定外"

1 食事介助の途中で患者さんに「食べたくない」と言われた ……… 58
2 食事制限のある患者さんのゴミ箱にお菓子の袋が捨ててあった … 62
3 患者さんがうまく飲み込めず食事介助がなかなか進まない ……… 66
4 経管栄養注入中の患者さんに「吐き気がする」と言われた ……… 70
5 新生児の授乳後、排気が上手にできない ……………………… 74

5 排泄援助の場 での"想定外"

1 患者さんの殿部が上がらず、便器が差し込めない ……………… 78
2 浣腸の途中で患者さんが便意を訴えてきた ……………………… 82
3 自力体動ができずおむつ着用中の患者さんの
　尿がシーツまで漏れていた ……………………………………… 86
4 「の」の字で腹部マッサージをしても便やガスが出ない ………… 90
5 転倒のおそれがある患者さんから、
　排泄時に「1人にして」と言われた …………………………… 94

6 活動・休息援助の場 での"想定外"

1 片麻痺のある患者さんの座位が安定しない ……………………… 98
2 ベッドアップしたら体位がずれてしまった …………………… 102
3 患者さんが点滴をしているときに、検査に呼ばれてしまった …… 106
4 患者さんに援助を実施しようとしたら、寝てしまっていた ……… 110

7 清潔援助の場 での"想定外"

1 足浴中、適温のはずが患者さんに「熱い」と言われた ………… 114

2 高齢患者さんの清拭で、たるみがあってうまく拭けない ……… 118

3 患者さんの指が拘縮していて手浴がうまくできない ……………… 122

4 入浴介助中、濡れているからだを支えようとして
手が滑ってしまった ………………………………………………… 126

5 洗髪援助中に患者さんの寝衣を濡らしてしまった ……………… 130

6 洗髪をしようとしたら、
患者さんが小柄で洗髪台に頭が届かなかった ………………… 134

7 陰部洗浄をするのに開脚しようとしたら、十分に開脚できない … 138

8 足浴をしようとしたら、
患者さんの足に浮腫があり皮膚が傷つきやすい状態だった ……… 142

9 口腔ケアを実施したら、患者さんがむせてしまった ……………… 146

10 高齢患者さんに口腔ケアを実施しようとしたら、
患者さんの口が十分に開かなかった …………………………… 150

11 沐浴時、赤ちゃんの固定がうまくいかない ……………………… 154

8 衣生活援助の場 での"想定外"

1 右麻痺がある患者さんの寝衣交換をしようとしたら、
左上肢に点滴をしていた ………………………………………… 158

2 身体が大きい患者さんに
寝衣を臥床のまま通そうとしたら通らない ……………………… 162

3 患者さんが丸首のシャツを着用しているときの
脱がせ方がわからない …………………………………………… 166

4 新生児を抱えようとするとおむつが緩んで外れそうになっていて、
便がたくさん出ていた …………………………………………… 170

9 診療に伴う援助の場での"想定外"

1. 高齢患者さんが痰を出せずに苦しそうにしている ……………… 174
2. 患者さんの持続点滴の刺入部が腫れていた ………………………… 178
3. 早期離床が必要な術後の患者さんに
   「傷が痛むから動きたくない」と言われた ……………………… 182

★ おわりに…看護技術を学ぶ皆さんへ
看護の専門性と看護技術の本質 ……………………………………… 186

索引 ………… 191

執筆分担

1-1, 1-2, 6-1, 7-1	荒添美紀
1-3, 2-1, 2-2, 2-3	土澤るり
2-5, 7-3, 7-4, 8-2	土澤るり、齊藤茂子
1-4, 5-1, 5-3, 6-3, 6-4, 8-3	実原美和、齊藤茂子
2-4, 4-1, 4-2, 4-4, 7-6, 7-10, 9-3	大川和子、齊藤茂子
2-6, 7-8	宮野恵美、齊藤茂子
3-1, 5-4, 7-2, 7-5, 7-7, 8-1, 9-2	菅山明子、齊藤茂子
3-2, 4-3, 7-11	宮本道代、齊藤茂子
4-5, 5-2, 8-4, 9-1	村上悦子、齊藤茂子
5-5, 6-2, 7-9	片桐ゆみ子、齊藤茂子

表紙デザイン／ワンダフル　　表紙イラスト／sugar-k
本文デザイン／タクトシステム　本文イラスト／sugar-k、スタートライン

コミュニケーションの場 での"想定外"

⭐ 患者さんと話をしていたら急に沈黙してしまった

患者さんと話をしていたら急に黙ってしまいました。沈黙が続くためどうしたらよいかわからなくなってしまい、「また来ます」と言って病室を出てしまいました。こんなとき、どうすればよいでしょうか？

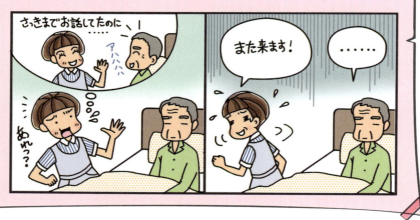

 この場面をお助け！

　患者さんが会話の途中で急に黙ってしまうと、"何か気に障ることを言ったかな""嫌われたのかな"と不安や気まずさを抱くことがあるかもしれません。しかし沈黙は、話すことに抵抗があったり怒りの感情を抱いたりしているときだけでなく、自分の考えをまとめているときや何か別のことに気をとられているときなどにも起こります。沈黙が続くからといって"会話を続けなくてはいけない""話を弾ませなくてはいけない"とむやみに会話を続けるのではなく、患者さんの発言を待ったり、発言を促すような投げかけをしたりすることが大切です。
　もし自分が不愉快な発言をしたために患者さんが沈黙したと感じたのであれば、「何か気に障ることを言ってしまいましたか？」と尋ねてみるのも一つの方法で

す。自分勝手に解釈するのではなく、沈黙の意味を考えたうえでかかわりましょう。

 沈黙の場での援助の根拠とポイント！

●**沈黙の意味を考える**

　沈黙には様々な意味が含まれています。たとえば医療面接における沈黙は、「不安や緊張を感じている」「話すことの抵抗感や援助者への攻撃的感情を抱いている」「自分の内面を洞察している」「何を話せばよいのか当惑している」「質問の仕方が不十分なため理解できない（高齢者の場合、聞こえない、聞き取れない）」などの意味があると言われています[1]。患者さんがなぜ沈黙してしまったのかを考えてかかわることが必要です。

●**沈黙時のかかわり**

　会話の隙間を埋めようと無理やり話を続けようとすると、自分本位なコミュニケーションに陥ってしまいがちです。また、話題を探そうとすればするほど焦って緊張してしまいます。自分本位のコミュニケーションにならないためにも、相手に敬意をもって会話していくとよいでしょう。

　沈黙の原因を考えて対応することも大切です。たとえば困惑していると感じた場合は、「疲れてしまいましたか？　少しお話しし過ぎましたね。また後で来ますね」と言って1度退室するのもよいでしょう。また、考えている、思考を整理していると感じた場合は、"聴いていますよ"という態度で傍にいることも一つの方法です。

　聞き方や話し方を工夫することで会話が弾むこともあります。たとえば話すときの声の大きさやトーン、ピッチ（速さ）、しぐさを相手に合わせることで、その場の雰囲気が良くなり、安心感にもつながり、話も弾みやすくなります。

11

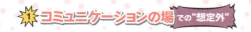

ほかにも起こりやすい想定外！

✳ 話題がみつからず、患者さんと何を話せばよいかわからない

　患者さんとのコミュニケーションでは、興味や関心のある話題を提供し、徐々に距離を縮めていくのが効果的です。まずは患者さんが興味や関心のある話題をみつけることから始めましょう。たとえば、居住地（あるいは出身地）の名所や名物、仕事、趣味、スポーツなどの話題を糸口として、何に興味があるのかを探ります。新聞やニュースを見ておくと話題づくりに役立ちます（図）。興味のある話題がみつかれば話を掘り下げていきましょう。話が弾むことで患者さんの新たな情報を得ることができる場合もあります。

　また、患者さんから話題を引き出すうえで有効なコミュニケーション技法として「自己開示」があります。自己開示とは、自分自身の情報や考えをありのまま相手へ伝えることをいいます。自己開示すると受け手も自己開示したくなる心理がはたらくため、こちらが自分の話をすることで患者さんも自分の話をしてくれることがあります。

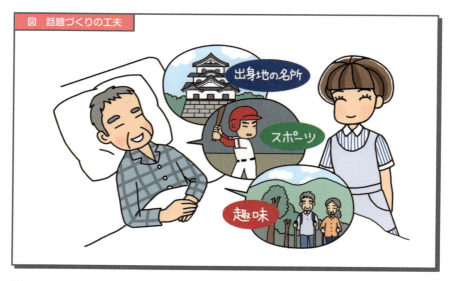

図　話題づくりの工夫

✺ 患者さんとの会話が続かない

会話が続かない理由の一つとして、「閉ざされた質問（closed question）」を多用していることがあげられます。閉ざされた質問とは「はい」「いいえ」のように回答を限定する質問方法ですが、次から次へと矢継ぎ早に質問をすると尋問のようになってしまい、話題も広がらず会話が続きません。そこで、==回答を限定しない質問方法である「開かれた質問（open question）」を用いて患者さんに話してもらうことで話題を膨らませていきましょう。==

また、語尾を「〜ですか？」とするより「〜ですよね？」とすると質問しているように聞こえにくいので、使ってみてください。

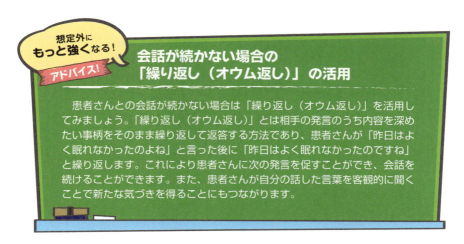

引用・参考文献
1）岩崎久志：看護・チーム支援に活かすカウンセリング，晃洋書房，2014，p.100．
2）茂野香おる・他：基礎看護技術Ⅰ，第16版，医学書院，2015，p.42．
3）香春知永，齋藤やよい編：基礎看護技術，改訂第2版，南江堂，2014，p.50-52．
4）國分康孝：カウンセリングの技法，誠信書房，1979，p.37．
5）國分康孝「カウンセリング基本技法」
　　http://www.pat.hi-ho.ne.jp/soyama/skillup/siryou/31-kokubu.htm（最終アクセス日 2019/4/17）
6）高瀬由嗣「カウンセリングの基礎」
　　http://www.niye.go.jp/kikaku_houkoku/upload/project/282/282_31.pdf（最終アクセス日 2019/4/17）
7）ダイレクトコミュニケーション「会話が続かない人の特徴と原因・改善方法—心理の専門家が解説①」
　　https://www.direct-commu.com/chie/relation/conversation-doesnt-continue1/（最終アクセス日 2019/4/17）

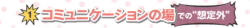

患者さんから「もう来なくていい」と言われた

実習が始まってから毎日欠かさず患者さんのもとへ行き援助をしていました。今日もいつもと同じように患者さんのもとへ行ったところ、「もう来なくていい」と言われました。何があったかわからず、拒否されたと思うとショックで立ち直れません。何が悪かったのでしょうか。

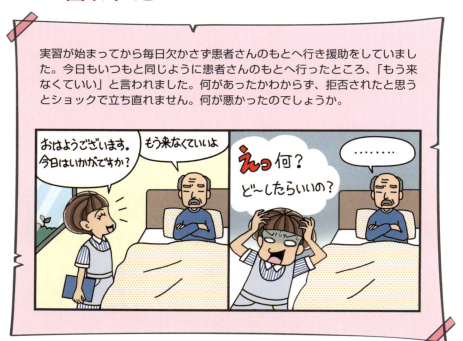

この場面をお助け！

　患者さんに「もう来なくていい」と言われると、"患者さんに拒否された"と感じるかもしれません。しかし、「もう来なくていい」という発言は状況によって様々な意味でとらえることができます。たとえば、体調が優れず今日はそっとしておいてほしいから「（今日は）もう来なくていい」と言ったのかもしれませんし、自立し援助が必要なくなったため「もう来なくていい」という意味で言った可能性も考えられます。言葉だけでなく表情や話し方も踏まえながら、患者さんがどのような思いで発言したのかをもう一度よく考えてみましょう。

　また、発言の意味を曖昧なままにするのではなく、的確にとらえたうえで患者さんとかかわるようにしましょう。そのためには、「今日は来なくても大丈夫ということでしょうか？」などと発言の意図を確認してみるのも一つの方法です。

指導者さんや教員にも状況を説明し、相談してみましょう。指導者さんや教員が患者さんの情報を何かもっているかもしれません。

 拒否された時の援助の根拠とポイント！

●**患者さんが拒否する理由**
　患者さんは様々な不安や悩みを抱えながら入院生活を送っています。そのような状況のなかで学生とかかわることを「楽しい」「嬉しい」と感じるときもあれば、「疲れる」「うるさい」「放っておいてほしい」と感じるときもあるかもしれません。その日の体調や気分によって気持ちに変化があることを理解したうえでかかわるようにしましょう。
　また、特に回復期にある患者さんでは、自立し援助が必要なくなったという意味が含まれている可能性もあります。

●**「明確化」「言いかえ」により発言の意味を的確にとらえる**
　言葉や文字による伝達方法は、情報が絞り込まれた抽象的なことしか伝えられないという特徴があります。また、同じ発言内容でも受け手の過去の経験や知識、能力、欲求、感情などによって解釈が異なる場合があります。そのため、発言の意味を曖昧なままにしておくと、伝えたことと伝わったことが食い違ってきます。
　そこで、「明確化」や「言いかえ」を行うことで言葉の意味を的確にとらえましょう。「明確化」とは、相手がはっきりとは意識化または言語化していないことをこちらが先取りして言語化し伝えることをいいます。また、「言いかえ」とは、相手の発言を別の言葉に置き換えて返事をすることで、発言内容を明確にすることをいいます。
　本事例の「もう来なくていい」という発言に対しては、「今日は来なくても大丈夫ということでしょうか？」「何か気に障ることがありましたか？」などと確認することで、言葉の意味を明確化することができます。
　患者さんとのコミュニケーションにおいては、患者さんの言葉にはどのような想いが含まれているかを感じようとすること、つまり相手の気持ちを汲み取ることが大切です。

⚡1 コミュニケーションの場での"想定外"

ほかにも起こりやすい想定外!

✳ 患者さんのベッドサイドに行っても話すことがないのに指導者さんから「ベッドサイドに行きなさい」と言われた

コミュニケーションの目的は、単に患者さんと楽しく会話することではなく、コミュニケーションをとおして患者さんとの信頼関係を築くとともに、会話のなかから患者さんの新たな情報を得てケアに活かすことです。

また、患者さんと会話することだけでなくベッドサイドに行き患者さんと接することで、カルテだけでは把握できない情報を得ることができます。たとえば、患者さんの療養環境を観察したり、点滴が時間どおりに滴下しているか、患者さんが急変していないかなどを確認することができます。このように、実際に患者さんのもとへ行き観察することで様々な情報を得ることができ、看護につなげることができるため、なるべく患者さんのベッドサイドに行くことを心がけましょう。

✳ 訪室すると患者さんがいつも寝ている

患者さんは、症状が落ちつき治療や援助もなくなると、日中はベッド上でうとうとしていることがよくあります。まずは小さな声で「○○さん」と声をかけてみるとよいでしょう。声をかけても起きなければ熟睡しているので、特に援助や検査などがなければ起こす必要はないでしょう。

もしも痛みなどで夜間に睡眠がとれていない患者さんであれば、せっかく眠れている状況ですので無理に起こす必要はありません。しかし、昼夜が逆転しているような状態で昼間に寝ているようであれば、そのまま眠らせておくと夜間に眠れなくなるため、覚醒を促しましょう。

このように、患者さんの状態や前日の情報、起こす目的なども考慮し、起こすかどうかを決めるとよいでしょう。

想定外にもっと強くなる！アドバイス！ プロセスレコードの活用

　コミュニケーション能力を高めるための方法として、「プロセスレコード」（表）の活用があります。プロセスレコードとは、患者さんとの会話を文章で記録したものであり、患者さんの言動、自分が感じたことや考えたこと、自分が実際に言ったことなどを客観的に振り返りながら、ほかにどのような対応ができたか、それによってどのような展開になったかなどを考察していきます。こうして患者さんとのかかわりを振り返り考察することで、自分のコミュニケーションの傾向を知ることができ、次のコミュニケーションで様々な対応につなげることができます。

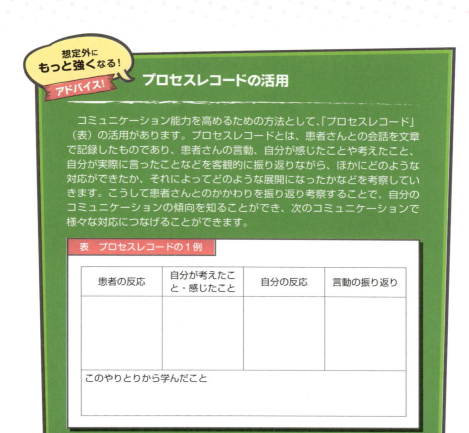

表　プロセスレコードの1例

患者の反応	自分が考えたこと・感じたこと	自分の反応	言動の振り返り

このやりとりから学んだこと

引用・参考文献
1）伊藤まゆみ編：看護に活かすカウンセリングⅠ，ナカニシヤ出版，2014，p.25.
2）茂野香おる，他：基礎看護技術Ⅰ，第16版，医学書院，2015，p.27.
3）香春知永，齋藤やよい編：基礎看護技術，改訂第2版，南江堂，2014，p.52.
4）國分康孝：カウンセリングの技法，誠信書房，1979，p.43.

1 コミュニケーションの場での"想定外"

③ 飲んでいない薬を見つけたが、患者さんに「内緒にしてね」と言われた

受け持ち3日目の午前に環境整備として床頭台をクロスで拭いていると、朝食後に内服したはずの薬が湯飲みの横に置いてあるのを見つけました。薬を手に取り「こちらのお薬はどうされましたか？」と声をかけると、患者さんから「内緒にして」と言われました。こんなときどうすればよいでしょうか？

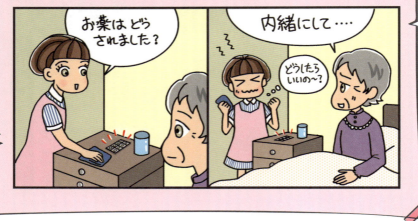

 この場面をお助け！

　患者さんが薬を飲んでいないのには何か理由があるはずです。まずは患者さんの話を聴くことから始めましょう。自分の価値観を押しつけるのではなく、患者さんの思いや考えに耳を傾けることが大切です。

　患者さんの話を聴くときには、環境整備のために着用していたエプロンをはずし、患者さんと目線を合わせて、うなずきやあいづちを打つなど傾聴の

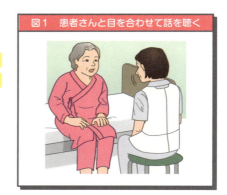
図1　患者さんと目を合わせて話を聴く

姿勢を示しながら、話を理解していることを伝えましょう（図1）。そして、患者さんが話したキーワードを使い、要点をつかんで、言い換えるなどして話の内容を確認しながら聴きましょう。患者さんの態度にも注意を向けてください。

 服薬の説明での援助の根拠とポイント！

● **内服しない理由**

　患者さんが薬を内服しない理由には、副作用を気にしている、内服は必要がないと考えている、用量が多いと感じている、などがあります。また、単に飲み忘れただけということもあるかもしれません。==まずはその人なりの理由があることを理解しましょう。==

　薬が効果を発揮するためには一定の血中濃度に達する必要があり、血中濃度を最適にするために1回に飲む薬の量や回数が決められています。==飲み忘れた薬を合わせて2回分飲むと、血中濃度が必要以上に高くなってしまい、薬が効きすぎて副作用が生じることがあります。==

　服薬するタイミングにも意味があります。食後薬は、食後30分以内で胃の中に食べ物が入っているときに服用します。食物の消化を助けて胃もたれなどを防ぐ薬、食べ物と一緒でないと吸収されない薬、胃粘膜を刺激するため胃腸障害を起こしやすい薬などがあります。

● **「内緒にしてね」といわれたときの対応**

　受け持ち3日目はまだ患者さんとの関係が十分に確立していない時期であり、患者さんの言うことは守らないといけないと考えがちですね。また、その場で「はい」と応えた後に看護師さんへ状況を伝えた場合、看護師さんの対応次第では患者さんとの関係が気まずくなってしまうこともあります。

　上記のように、内服しない理由を確認できたら「そのようにお考えなのですね」と理解したことを伝えます。そのうえで、「看護師さんに相談してみませんか」ともちかけてみましょう。この対応では、否定的な姿勢をとらないように気をつけましょう。

1 コミュニケーションの場での"想定外"

ほかにも起こりやすい想定外!

✴ 食後に病室へ行くと、患者さんが『食間』と書かれた薬を服用しようとしていた

まずは患者さんの名前を呼び、患者さんの手が止まるようにしましょう。そして、「薬袋に『食間』と書いてありますが……」など短い言葉で注意を向けましょう。手を添えて薬袋に視線を移すように仕向けてもよいでしょう。大きな声を出す、「だめです」と否定的な言葉を発する、薬袋を取り上げるといった行為は避けましょう。

薬剤を自己管理している患者さんであれば、服薬に関する知識があるはずですから、食間薬をあえて食後に服用しようとしていた理由が何かあるはずです。たとえば「飲み忘れてしまったが、飲まないよりは飲んだほうがよいと思って食後に飲もうとした」といったことも考えられるため、きちんと話を聴いて理由を明らかにして適切な援助につなげましょう。上記の理由であれば、飲み忘れをしない工夫を患者さんと一緒に考えることができますね。

もし『食間』の意味がわからないようであれば、どのタイミングで飲むべきかを指導する必要があります。食間薬とは、食事と食事の間に服用する薬で、食事の2時間後を目安に服用します。胃の中に食べ物が入っておらず次の食事まで時間が空いている点が食前薬と異なります。胃の粘膜に接して効果をあらわす薬や、胃に食べ物がないほうが吸収や効果が良い薬などが食間に服用されます。

✴ 患者さんが複数の薬を服用するところを観察していると、1錠の薬が落ちたように見えた

手のひらに複数の薬をおいて服用すると、指や手のしわの間から薬がこぼれ落ちることがあります。布団の上に落ちると音がしないため、患者さんも気づかないことがあるでしょう。もし薬が落ちるのを見たのであれば、患者さんの了解を得て確認しましょう。くぼみに転がることが多いので、患者さんの近くに落ちていたり寝衣に付着していたりします。

薬の本体や包装には数字やアルファベット、ロゴマークなどで識別記号が表示されており、それによって薬を特定することができます。どの薬を落とし服用できていないのかを把握する必要があるため、ごみ箱に捨てたり勝手に処分したり

せず、看護師さんに報告しましょう。識別記号が消えると薬が特定できなくなるので、濡れた手で触れて表面を溶かしてしまわないよう気をつけましょう。

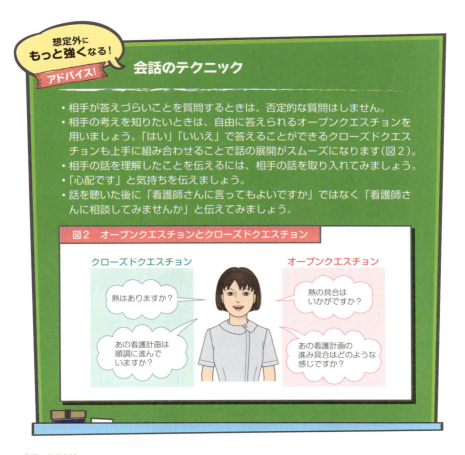

引用・参考文献
1）東京海上日動メディカルサービス企画部メディカルリスクマネジメント室：看護の現場でヒヤリ・ハット発生！とっさの対処法 76, 日総研出版, 2008, p56-57.

1 コミュニケーションの場での"想定外"

★4 多床室で受け持ち患者さんと話していたら、同室の患者さんから「うるさい！」と言われた

受け持ち患者さんのことをもっと知りたいと思い、部屋で話をしていたところ、同室の患者さんから「うるさい！」と言われてしまいました。どうしたらよかったのでしょうか。

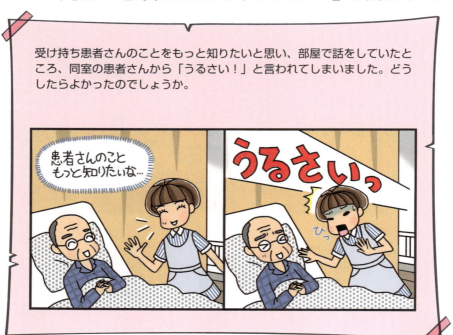

 この場面をお助け！

　患者さんは入院によりこれまでとは異なる環境で生活することになりますので、環境や役割の変化、治療・病気に関する不安などによって多くのストレスが生じます。コミュニケーションをとる際は対象である受け持ち患者さんのことに集中してしまいがちですが、たとえば歩ける患者さんの場合はデイルームに移動したり、あるいは患者さんの1日のスケジュールを把握したうえで活動と休息のバランスを考慮しながら患者さんの療養環境やプライバシーなど、==コミュニケーションの場や状況についても配慮することが必要です==。

　同室の患者さんから「うるさい」と言われたときは、受け持ち患者さんと同室の患者さんとの関係にも影響が生じる場合があるので、必ず指導者さんに事実経過を報告しましょう。

多床室での援助の根拠とポイント！

　コミュニケーションは患者さんとの信頼関係を構築するための大切な看護技術です。対象や病床環境の特徴を理解したうえで、いつ、どこで、どのように行うのがよいかを判断して行う必要があります。
- いつ：生活リズム、日課、身体的・心理的状況を考慮する
- どこで：病床環境の特性、人的環境の状況、身体的・心理的状況を考慮する
- どのように：コミュニケーションをとる際の基本姿勢をもち、他者に知られたくない内容、身体的・心理的状況、場を考慮する

　多床室で受け持ち患者さんとコミュニケーションを行う際は、安静が必要な患者さんや痛みや不安を抱えている患者さんが同じ空間で生活していることを念頭に置く必要があります。また、多床室は患者さんの生活空間がカーテン1枚で仕切られているのみで、同室の患者さんに対して気兼ねや恥辱感が生じやすいため、同室の患者さんとの関係性も日頃より観察する必要があります。多床室という場の特性を理解し（表）、患者さんが安全・安楽に過ごせるよう援助しましょう。

表　ウェスティンのプライバシー分類からみた個室・多床室の比較

基本的な状態		個室	多床室
	孤独	守られている それだけに個人の領域意識が強い 孤独への心理的援助が必要	ほとんど守られない 病室外に1人になる場の工夫や、ベッド周辺の物的環境の工夫が必要
	匿名	病室・病棟では、このプライバシーは得られない 外来や売店、談話室、屋外などの病棟の外へ出かけることで得ることができる	
	親密	個室は患者1人の生活空間なので、このようなプライバシーは基本的にはない。しかし病室空間が治療・看護の場であるとするなら、家族や医療スタッフは、このようなプライバシーの共同体として考えられる	同室者同士で共有している。このようなプライバシーは、同室者同士の人間関係によって異なる
	沈黙		同室者同士の関係のなかで個々人がもっている。病室内の物的環境の工夫や同室者同士の人間関係が重要

坪井良子，松田たみ子編，川口孝泰，勝田仁美：考える基礎看護技術Ⅱ－看護技術の実際－，ヌーヴェルヒロカワ，第3版，2005，p.43．より引用

ほかにも起こりやすい想定外!

✳ 多床室で排泄に関することを患者さんと話していると、顔色が急に変わり黙り込んでしまった

　排泄に関することは患者さんのプライバシーに深くかかわることであるため、羞恥心や自尊心に十分配慮してコミュニケーションを行う必要があります。特に多床室では同室の患者さんもいることから、細心の注意をはらう必要があります。

　たとえば、多床室で療養している患者さんから「さっきお小水のときに寝巻が濡れて気持ち悪いので取り換えてくれますか?」と相談され、「尿器をはずしたときに濡れて汚してしまったのですね」と返答したところ、患者さんの顔色が変わり黙り込んでしまったという事例があるとします。これは、「尿器」「濡れた」「汚した」など人には知られたくない内容を同室の患者さんにも聞こえる場で発言したため、患者さんの自尊心を傷つけてしまったからだと考えられます。

　患者さんを傷つけないためにも、多床室という病床環境の特性を踏まえ、カーテンを閉める、言葉の使い方や声の大きさに配慮するなど、患者さんのプライバシーに配慮したかかわりを心がけましょう。

✳ 患者さんから「隣の人のいびきがうるさくて眠れなかった」と打ち明けられた

　病床環境は、温度・湿度や音、におい、明るさ、人的環境などをアセスメントし整備する必要があります。病床環境における音には、テレビの音、看護師の足音や話し声、ワゴンを押す音、医療機器の作動音などがありますが、これらの音によって患者さんの健康状態に影響が生じないよう配慮する必要があります（図）。

　「隣の人のいびき」も患者さんの健康状態に影響を及ぼす音の一つです。患者さんから「隣の人のいびきがうるさくて眠れなかった」と打ち明けられたときは、睡眠状況をアセスメントし、眠れないことで何か症状が生じていないかを観察しましょう。そして指導者さんへ報告し、病床環境の整備について検討する必要があります。

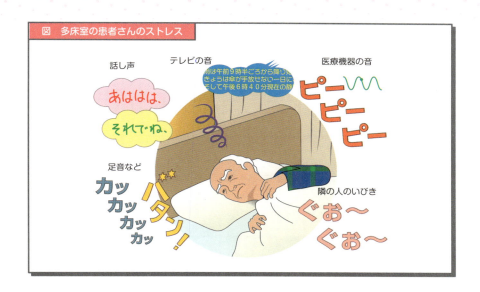

図　多床室の患者さんのストレス

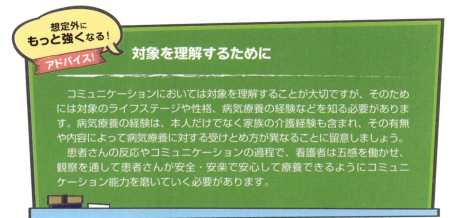

対象を理解するために

　コミュニケーションにおいては対象を理解することが大切ですが、そのためには対象のライフステージや性格、病気療養の経験などを知る必要があります。病気療養の経験は、本人だけでなく家族の介護経験も含まれ、その有無や内容によって病気療養に対する受けとめ方が異なることに留意しましょう。
　患者さんの反応やコミュニケーションの過程で、看護師は五感を働かせ、観察を通して患者さんが安全・安楽で安心して療養できるようにコミュニケーション能力を磨いていく必要があります。

引用・参考文献
1）任 和子，秋山智弥編：根拠と事故防止からみた基礎・臨床看護技術，医学書院，2014，p.3.
2）医療情報科学研究所編：看護がみえる vol.1 基礎看護技術，メディックメディア，2014.
3）大森武子，他：仲間とみがく看護のコミュニケーション・センス，医歯薬出版，2003.

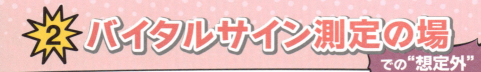

② バイタルサイン測定の場 での"想定外"

1 腕の拘縮がきつくて、マンシェットをうまく巻けない

麻痺があり、寝たきりの患者さんの血圧を計ろうとしたのですが、両腕の拘縮が強く、無理に伸ばそうとすると痛みが生じるようで、患者さんが血圧測定を嫌がってしまいました。拘縮の強い患者さんは、どのように血圧を測定すればよいのでしょうか？

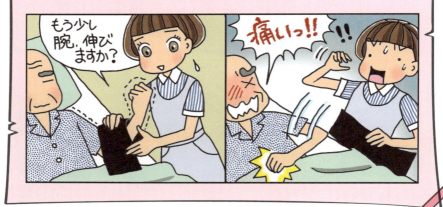

この場面をお助け！

　上腕にマンシェットを巻くのが難しい場合は、前腕に巻いて橈骨動脈で測定することができます。ただ今回の患者さんは両腕の拘縮が強いため、前腕での測定も難しそうです。

　両上肢ともに測定が難しい場合は、下肢で測定します（図）。下肢での測定方法は2つあります。1つは大腿にマンシェットを巻き、膝窩動脈で測定する方法です。マンシェットは下肢用（ゴム嚢幅：20×50cm）を使用します。膝窩動脈で測定する場合は腹臥位にすると測定しやすくなります。腹臥位が難しい場合は、仰臥位で下腿にマンシェットを巻き、後脛骨動脈か足背動脈で測定する方法があります。マンシェットは、上肢用の幅広いマンシェット（ゴム嚢幅：20×

42cm）を使用します。ただし拘縮がある患者さんは筋量の減少がみられる場合が多いので、通常幅の上肢用（ゴム嚢幅：13×24cm）でも可能です。

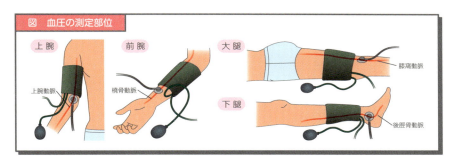

図　血圧の測定部位

Point 血圧測定の根拠とポイント!

●体位によって測定値が変わる

　仰臥位では、上下肢ともマンシェットが心臓と同じ高さになるため、上肢と下肢の測定値にほとんど差がありません。一方、膝を立てて測定すると、上肢より下肢（足背動脈での測定は除く）の測定値が10～20mmHgほど低くなります。体位による血圧の変化では、仰臥位で測定したときに、血圧130/70mmHg・脈圧[*1] 60mmHgの場合、立位では血圧120/80mmHg・脈圧40mmHgと低下します。座位ではその中間の値を示します。つまり、収縮期血圧は立位＜座位＜仰臥位、拡張期血圧は仰臥位＜座位＜立位の順で高くなります[1]。このことから、体位変換直後には血圧の大きな変動が予測されるので、患者さんの状態に十分に気をつける必要があります。

　またマンシェットの幅が狭すぎると測定値は高くなります。ゴム嚢の幅は上腕の長さ（腋窩（えきか）から肘窩（ちゅうか））の2/3、ゴム嚢の長さは上腕円周（上腕中点[*2]の円周）の80％以上が適切とされています[2]。

＊1　**脈圧**
　　最高血圧（収縮期血圧）と最低血圧（拡張期血圧）の差のこと。
＊2　**上腕中点**
　　肩先から肘頭までの半分の位置。

●下腿での血圧測定の注意点

　下腿で血圧を測定する場合、測定できる動脈には後脛骨動脈と足背動脈があります。どちらも上腕動脈に比べるとコロトコフ音は小さく、特に足背動脈は聴診器のチェストピースが密着しないので聴診による測定は困難です。コロトコフ音が聴き取りにくいときは、膜面ではなくベル面を用いてみてください。ベル面は膜面に比べて低音がよく聴こえます。

ほかにも起こりやすい想定外!

✳ 袖口の細い衣服を着用していて袖をまくることができない

　上腕で血圧を測定する際、マンシェット以外に腕を締めつけるものがあると、圧迫によって上腕動脈の血流量が減少し血圧が低下するため、正確な値を測定することができません。まくりあげた袖で腕を締めつけるようであれば、羞恥心に配慮しながら片袖を脱いでもらって測定しましょう。薄手のシャツであれば、服の上から測定した場合と裸の腕で測定した場合で値に大きな差がないため、圧迫を避けるために服の上から測定してもかまいません。

✳ 車椅子に乗車中だった

　車椅子での血圧測定は、座位で行う場合と同様に上腕を楽に伸ばしてもらい、肘関節を十分に出して手掌を上に向けます。そしてマンシェットを装着し、心臓と同じ高さに置きます。心臓の高さは第2肋間から第5肋間の間にあり、第2肋骨は胸骨柄と胸骨体の間にあるので目安にしましょう。車椅子に乗車していると手掌を下に向けがちですので、上に向けて肘関節を伸展してもらいましょう。

✳ 血圧を測定しようとしたらリハビリテーションを終えたばかりだった

　運動によって交感神経が亢進すると、心拍出量が増加し血圧が上昇します。通常、収縮期血圧は上昇しますが、拡張期血圧が上昇することは少なく、むしろ末梢血管の拡張作用によって低下する場合があります。リハビリテーションを終えて病棟に戻ってきたら、5分以上は安静にしてから測定するとよいでしょう。

❋ **片麻痺の患者さんが非麻痺側に点滴を行っており、どちらで血圧測定すればよいかわからない**

麻痺のある患者さんの麻痺側では原則的に血圧測定をしてはいけません。麻痺側は末梢の循環が悪く、静脈血・組織液がうっ滞しやすい状況にあります。血管の狭窄はなくても、運動量が少なく循環血流量の低下がみられることで、非麻痺側よりも低く測定される可能性があります。しかし、最近では非麻痺側に点滴をしている場合は、麻痺側で測定してもかまわないという見解もあります。事前に両側の血圧を測定し差異がないことを確認しておくとよいですね。状況によるので、指導者さんに相談しながら行いましょう。

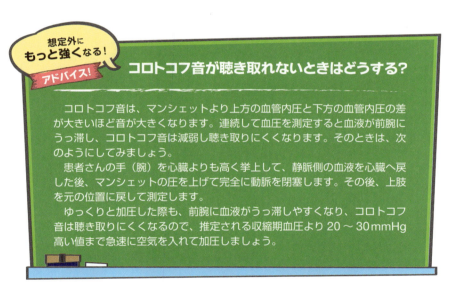

想定外にもっと強くなる！アドバイス！

コロトコフ音が聴き取れないときはどうする？

コロトコフ音は、マンシェットより上方の血管内圧と下方の血管内圧の差が大きいほど音が大きくなります。連続して血圧を測定すると血液が前腕にうっ滞し、コロトコフ音は減弱し聴き取りにくくなります。そのときは、次のようにしてみましょう。

患者さんの手（腕）を心臓よりも高く挙上して、静脈側の血液を心臓へ戻した後、マンシェットの圧を上げて完全に動脈を閉塞します。その後、上肢を元の位置に戻して測定します。

ゆっくりと加圧した際も、前腕に血液がうっ滞しやすくなり、コロトコフ音は聴き取りにくくなるので、推定される収縮期血圧より20〜30mmHg高い値まで急速に空気を入れて加圧しましょう。

引用・参考文献
1）三上れつ、小松万喜子編：演習・実習に役立つ基礎看護技術；根拠に基づいた実践をめざして，ヌーヴェルヒロカワ，2012, p.268.
2）日野原重明監、岡田 定編：バイタルサインの見方・読み方；体温・脈拍・呼吸・血圧・意識，照林社，2005, p.76-77.
3）江口正信編：新訂版 根拠から学ぶ基礎看護技術，サイオ出版，2015, p.66-68.

バイタルサイン測定の場での"想定外"

② 体温を測定しようとしたら、腋窩の冷罨法中だった

発熱があり、腋窩の冷罨法をしている患者さん。体温測定をしたいのですが、氷嚢をはずして腋窩で測定してもよいのでしょうか？ それとも、ほかの部位で測定すべきでしょうか？

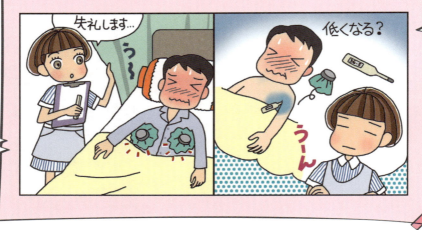

 この場面をお助け！

冷罨法中の患者さんの体温測定を腋窩で行う場合、氷嚢をはずして 30 分以上時間をおいてから測定します（図1）。ちょうど氷嚢を交換するタイミングであったり、氷嚢をはずすことが可能な状態であれば腋窩で測定できますが、氷嚢をはずせない場合は、口腔または鼓膜で測定します。

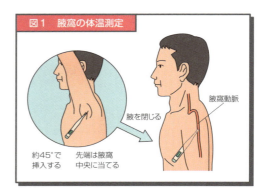

図1　腋窩の体温測定

体温測定の根拠とポイント！

●「体温」ってなんだろう？

「体温」とは身体の温度のことで、身体深部の温度である核心温度と、体表面の温度である外殻温度があります。体温は、外気温に影響されない核心温度を測定することが望ましく、測定部位には腋窩、口腔、鼓膜、直腸が用いられます。

●腋窩温は変化する

腋窩での測定では、腋窩動脈が近い腋窩の最深部に体温計の感温部が当たり密着すると、核心温度に近い温度を測定できます。腋窩は開放しておくと温度が安定するまでに30分以上かかり、腋窩腔を密着させても平衡温[*1]に達するには10分程度かかります（図2）。そのため通常は、腋窩を閉じた状態で安静にしたうえで測定することが望ましいといえます。氷嚢で冷罨法中の患者さんの場合は、氷嚢をはずしてから平衡温に達するまでに、腋窩を開放していた状態で測定するのと同程度の時間を要します。

●測定時の注意点

測定の際は、患者さんの上腕と腋窩が密着する（上腕と側胸部を密着させる）よう上腕を軽く押さえて支えるなどの補助をします[1]。高齢患者さんなど腋窩がくぼんでいて皮膚が体温計と密着しない場合は、布団をかけて体温を上げた後、

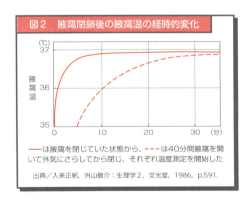

図2 腋窩閉鎖後の腋窩温の経時的変化

——は腋窩を閉じていた状態から、----は40分間腋窩を開いて外気にさらしてから閉じ、それぞれ温度測定を開始した

出典／入来正躬，外山敬介：生理学2．文光堂，1986，p.591．

---

*1 **平衡温**
人工的につくった閉鎖空間が核心温度に近くなった状態のこと。

体温計を腋窩の中央部に軽く押しつけるようにして測定します [2]。

口腔温の測定には5分かかります（実測式測定法の場合）。その間、口腔を閉じることができない場合は測定できません。たとえば、呼吸器疾患の症状として発熱がある場合は、呼吸困難や鼻閉、頻回の咳嗽が生じるおそれがあるため、口腔での体温測定はできません。また、耳式電子体温計は耳内温[*2]に左右されるので、氷枕を使用して耳が冷えているときは使用できません [3]。

ほかにも起こりやすい想定外！

✹ 発熱で大量に発汗しているけれど、腋窩で体温測定しても大丈夫？

発汗はそれ自体が体温に影響を与えるわけではなく、皮膚表面から蒸発する際に生じる気化熱によって体内の熱を奪うことで体温を低下させます。腋窩を閉鎖していれば汗が存在していても腋窩温に影響はありませんが、腋窩を開放すると熱放散が生じ皮膚が冷やされるため、測定温度（予測式測定法[*3] の場合）と実際の体温で誤差が生じる可能性があります。多量に発汗しているときは、腋窩の汗を拭きとってから体温を測定しましょう。

体温の正しい測定方法として、体温計は腋窩の中央に向けて下から上に押し込むように挿入し、上半身に対して30〜45°の角度で置きます。腋窩をしっかり閉じるために、手掌を上向きにし、肘を側腹部に密着させ、もう一方の手で軽く押さえます。空気の流れを止めるために窓やドア、カーテンを閉めることも大切です。

発熱などによる温熱性発汗では全身から発汗が起こりますが、発汗したままにしておくと体温が奪われ不快感を生じます。体温を測定することだけに気をとられず、部分清拭や更衣を行いましょう。

---

*2 **耳内温**
　鼓膜およびその周囲の温度のこと。

*3 **予測式測定法**
　多くの人の体温上昇データを基に、測定開始後20〜30秒の体温上昇値から平衡温を予測し、短時間で求める測定のこと。

✳ 麻痺があるとき、側臥位のときの体温測定はどうすればいいの？

　麻痺側は循環状態が悪くなるため非麻痺側に比べて体温が低く測定されると言われる一方で、差がないという見解もあります。精度の高いモニタリングが必要でない場合は、非麻痺側と麻痺側を何度か測定し、高い体温が出るほうを測定部位として選択してもよいでしょう。麻痺側での測定は患者さん自身で行うことができ自己管理につながることから、患者さんの状態や状況も踏まえて測定部位を選択しましょう。

　また、一般的に側臥位では、圧反射が起こり上側の血管は拡張、反対に下側の血管は圧迫されて収縮し血液循環が上側に比べて少なくなるため、体温がやや低めに測定されます。ですので、側臥位で測定する場合は上側の腋窩で行うのが基本です。また、側臥位は腕の重みで腋窩を密着させることができるので、反対側の腕で肘を保持する必要がないというメリットがあります。

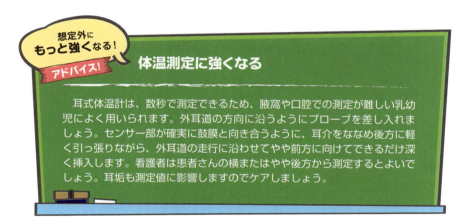

体温測定に強くなる

　耳式体温計は、数秒で測定できるため、腋窩や口腔での測定が難しい乳幼児によく用いられます。外耳道の方向に沿うようにプローブを差し入れましょう。センサー部が確実に鼓膜と向き合うように、耳介をななめ後方に軽く引っ張りながら、外耳道の走行に沿わせてやや前方に向けてできるだけ深く挿入します。看護者は患者さんの横またはやや後方から測定するとよいでしょう。耳垢も測定値に影響しますのでケアしましょう。

引用・参考文献
1) 任 和子，秋山智弥編：根拠と事故防止からみた 基礎・臨床看護技術，医学書院，2014，p.614.
2) 日野原重明監：バイタルサインの見方・読み方；体温・脈拍・呼吸・血圧・意識，照林社，2004，p.22-27.
3) 三上れつ，小松万喜子編：演習・実習に役立つ基礎看護技術 根拠に基づいた実践をめざして，第3版，ヌーヴェルヒロカワ，2008，p.272-275.
4) 深井喜代子編：新体系看護学全書 基礎看護学② 基礎看護技術Ⅰ，第3版，メヂカルフレンド社，2012，p.100-106.
5) 村中陽子，玉木ミヨ子，川西千恵美：学ぶ・試す・調べる 看護ケアの根拠と技術，第2版，医歯薬出版，2013，p.163-166.

2 バイタルサイン測定の場での"想定外"

③ 呼吸測定中に患者さんから話しかけられてしまった

1分間脈拍を測定した後、続けて患者さんには言わずに呼吸を測定したのですが、患者さんには時間が長かったらしく、「まだか？」と話しかけられてしまいました。話すことで呼吸の周期が変わってしまい、正しい測定ができませんでした。患者さんを待たせずに、測定をスムーズに済ませるにはどうしたらよいでしょうか？

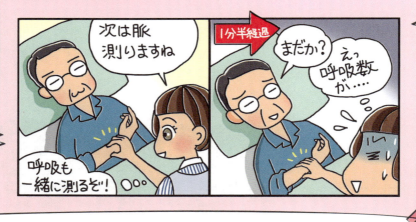

 この場面をお助け！

　呼吸は意識的に回数や深さ、リズムなどを変えることができるため、測定する際は、呼吸を測定することを言わずに、脈拍測定から続けて行うようにします。このとき、「2分ほどかかります」など、あらかじめかかる時間を知らせておくと患者さんにそのつもりで待ってもらえます。

　脈拍、呼吸ともに1分間ずつ測定するのが原則ですが、難しい場合は脈拍測定と呼吸測定を30秒ずつ行い、その数字を2倍することができます。また、脈拍はパルスオキシメーターで動脈血酸素飽和度（SpO_2）を測定する際に同時に表示されるので、それを記録してもよいでしょう。

Point 脈拍・呼吸測定の根拠とポイント！

●測定時間を短縮してもよいときは？

呼吸は、呼吸中枢のはたらきにより自律的で規則正しいリズムで行われています。そのため、呼気と吸気が規則正しく続いている場合は測定時間を30秒にして得られた数字を2倍にできるわけです。ただし、呼吸回数が30秒間のうち5回以下の場合は、1分間数えたほうが正確です[1]。

脈拍は、心臓の拍動速度が変わったり、刺激伝導系に異常がみられると、不規則になったりしますので、不整脈など異常のある患者さんの場合は、1分間の測定が必要です。規則的な脈拍に限り、15秒間測定し、その数を4倍して1分間の脈拍数とすることができます。しかし、脈拍数が100回/分以上や60回/分以下の場合では、誤差が大きくなってしまうので、30秒間は測定するようにします[1]。

また脈拍と呼吸は同時に測定することもできます。その場合は脈拍を触知しながら、もう片方の手の指を呼吸に合わせて折るなどして数えます。初めは親指から折り、6からは小指から開いていき、11以降は手のひらを反して指を折る、など工夫すると間違えませんよ。

●パルスオキシメーターでの注意点

パルスオキシメーター（図1）は、脈拍を測定できないくらい血圧が低下していたり、浮腫があったり、手指が冷たい患者さんの測定はできません。手指の冷たい患者さんは手指を温めることで循環がよくなり、測定が可能になる場合があります。

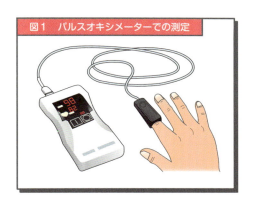

図1　パルスオキシメーターでの測定

② バイタルサイン測定の場 での"想定外"

ほかにも起こりやすい想定外！

✳ 患者さんに自覚症状がなく様子もふだんと変わりないのに SpO_2 が 90%を切っている

　SpO_2 が 90%以下になると呼吸不全の状態を示し、75%以下になると虚血性変化を起こす危険性があるため、異常値を示す場合はただちに報告する必要があります。ただし、==異常値を示していても患者さんに呼吸困難などの自覚症状がなく状態も落ち着いているときは、正しく測定できていない可能性があります==ので、以下の点を確認していきましょう。

　まず、==患者さんの体位を確認==しましょう。ファーラー位の場合、ずれを起こして胸郭の動きが制限されると、呼吸が浅くなり SpO_2 が低下することがあります。体位を整えて深呼吸を促しましょう。

　次に、==プローブが指に正しく装着されているかを確認==しましょう。プローブの装着が不良であると、測定に必要な脈波が得られず SpO_2 が低くなります。もし発光部と受光部が対向になっていれば指の中心を光が通過し大きな脈波が得られますが、対向になっていないと指の縁や外側に反射した光が回り込み脈波は減少します。また、もし装着位置が深すぎると光が関節部位を通るため脈波は減少します。爪が伸びていることで装着位置が浅くなり正しく測定できないこともあります。また、患者さんの手指に触れて冷感の有無を確認しましょう。末梢循環不全があると、血流をとらえることが困難になり正確に測定できません。手指を温めたり他の指で測定したりしてみましょう。指での測定が難しければ、耳朶で測定できる機種もあります。

　そのほか、入院患者さんにはいないかもしれませんが、爪にマニキュアを塗っていると光の透過を妨げるため正しく測定できませんので、必ず落としてから測定しましょう。

　==患者さんによっては低酸素状態でも自覚症状を訴えない場合があります。==また測り直しに時間がかかり、症状が出る場合もあります。上記の点を調整しても SpO_2 が低く測定されるときは、看護師さんにすぐに報告し、対応してもらいましょう。

☀ リハビリテーションから戻ったばかりで息があがっており、うまく呼吸測定ができない

リハビリテーションを終えた後は、<mark>5〜10分ほど安静にした後に呼吸測定を行います。患者さんに活動内容を聞くとともに、呼吸筋を使っているか、口呼吸をしているかなどの様子を観察し、呼吸測定できる状態かどうかを判断しましょう。</mark>

呼吸測定では、呼吸の回数や深さ、リズムのほか全身状態も確認します。安静時の呼吸回数は12〜20回/分、1回換気量は400〜500mLですが、運動により1回換気量と呼吸回数が増加します。心不全や肺炎、発熱や興奮状態の場合は頻呼吸（呼吸数が25回/分以上）がみられる場合があります。

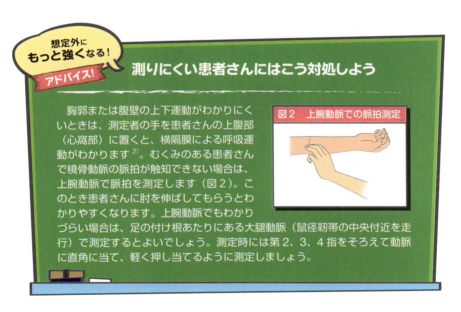

想定外にもっと強くなる！アドバイス！　測りにくい患者さんにはこう対処しよう

胸郭または腹壁の上下運動がわかりにくいときは、測定者の手を患者さんの上腹部（心窩部）に置くと、横隔膜による呼吸運動がわかります[2]。むくみのある患者さんで橈骨動脈の脈拍が触知できない場合は、上腕動脈で脈拍を測定します（図2）。このとき患者さんに肘を伸ばしてもらうとわかりやすくなります。上腕動脈でもわかりづらい場合は、足の付け根あたりにある大腿動脈（鼠径靱帯の中央付近を走行）で測定するとよいでしょう。測定時には第2、3、4指をそろえて動脈に直角に当て、軽く押し当てるように測定しましょう。

図2　上腕動脈での脈拍測定

引用・参考文献
1）日野原重明監修：バイタルサインの見方・読み方 体温・脈拍・呼吸・血圧・意識，照林社，2005，p.38，p.55．
2）任 和子，秋山智弥編：根拠と事故防止からみた基礎・臨床看護技術，医学書院，2014，p.620．
3）江口正信編：新訂版 根拠から学ぶ基礎看護技術，サイオ出版，2015，p.51-52．

2 バイタルサイン測定の場 での "想定外"

★4 不整脈があって、脈拍がうまく数えられない

患者さんのバイタルサインの事前情報を看護師さんに尋ねたところ、「いつもと変わりないわよ」と言われたので、準備を整え、測定を始めました。ところが患者さんに不整脈がみられてあせってしまい、思うように数えられませんでした。こんなときどうすればよいのでしょうか？

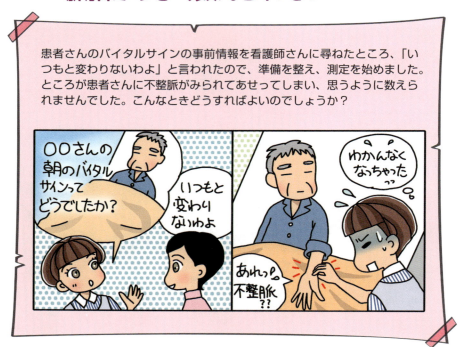

 この場面をお助け！

　脈拍は刻々と変化するもので、看護師さんの測定時には異常がみられなかったとしても、その後少しの刺激で不整脈などが出現することは十分考えられます。不整脈がみられても慌てずに1分間回数の測定を続け、不整脈を見逃さないことが大切です。規則性が全くない不整脈なのか、期外収縮とよばれる欠代［結滞］（脈拍が1拍脱落し触れない）があるのか、といった異常の性質を観察します。欠代の場合は1分間に何回脈拍が抜けたかを数えます。不整脈の有無とその性質、欠代の回数のほかに、胸痛・動悸・胸部不快感の有無などを観察し、看護師さんに速やかに報告することが必要です。

Point 脈拍測定の根拠とポイント！

●脈拍の変動因子を調整し測定する

脈拍は1分間に60～100回程度の回数で規則的なリズムであるのが正常です。刺激伝導系によって調整されていて、刺激伝導系に異常があると拍動が変わったり、不規則になったりします。また、自律神経系（交感神経と副交感神経）とも密接に関係しており、日常生活の様々な場面においても変わることがあります。つまり、病的な要因がなくても、生理的な因子（表）で変動することがあるのです。そのため、影響を及ぼす状況や環境を整えたうえで測定に臨む必要があります。

表　脈拍の主な生理的変動因子
・気温・湿度・気流などの環境因子 ・移動・入浴・食事などの日常生活動作 ・精神的興奮・緊張などの自律神経系のバランスの崩れ ・寒冷刺激・体位や姿勢など

●正しい脈拍の測り方を身につける

脈拍の観察では回数やリズムのほかに、脈の大きさ（触れ方の大小）、かたさ（弾力性）、部位による違いや変化（左右差など）を把握することで、心臓からの血液駆出の状態を推測できます。そのためにも正しく測定することが重要です。

通常、脈拍測定は最も簡便で安楽に測定できる橈骨動脈で行います。測定者の3本の指（示指、中指、薬指）を平行にそろえ、動脈の走行に対して直角に当てます。指腹は動脈の真上にくるように当て、少し立てるようにしたほうがより測定しやすくなります（図）。

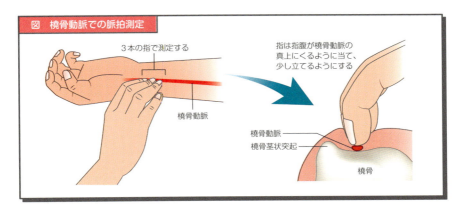

図　橈骨動脈での脈拍測定

2 バイタルサイン測定の場での"想定外"

ほかにも起こりやすい想定外!

✳ 脈拍測定した後、患者さんに「大丈夫かしら?」と尋ねられた

　測定した脈拍の状態は患者さんの大切な情報ですから、本来は本人に知らせることが正しいでしょう。ただし、患者さんによっては、測定した値を気にかけている方もいますし、病気について心配で言ってくる方もいます。安易に「大丈夫です」とか、「不整脈がみられます」など、学生から返答することは避けましょう。「何か心配なことや不安なことがあるのですか?」と尋ねてみて答えができるか判断します。その後、尋ねられた内容と自分の対応について実習指導者さんに報告しましょう。

✳ 看護師さんに教わった測定方法と学校の測定方法が違う

　基本の方法は、1分間測定で単位は「回／分」です。看護師さんは30秒測定して2倍にしたり、20秒測定して3倍にしたり、パルスオキシメーター*を使用し、数値を読み取っていることも多いですね。看護師さんは患者さんの病気の影響や状態を熟知しており、個別に応じた観察やリスク対応をさまざま活用することができるため行っている方法です。

　2倍法や3倍法では脈拍数の誤差も生じますし、不整脈のある患者さんなどでは、異常を見逃してしまう危険性があります。学生の場合は、まだまだ技術は未熟であり、1分間正確に測定することが肝心です。

＊パルスオキシメーターとは

　血中の酸素飽和度を経皮的に測定する機器。発光部から2種類の光が出て、光センサーでデータが検出がされる。指にはさんで装着するものが主流だが、足指用や耳用など患者さんにあったものを選択できる。酸素飽和度（％）と脈拍数（回／分）が表示される。

✳ 脈拍測定中に患者さんに話しかけられ、回数がわからなくなってしまった

　脈拍数は運動直後や食後、精神的な影響でも変動しますので、できるだけ変動因子を取り除き測定することが重要です。回数が不明瞭な時は、患者さんに「うまく測れなかったので、もう一度測定させてください」と正直に再度実施する理由を話し、正確な脈拍数・リズム・大きさ・緊張度などの状態も観察します。あやふやな状態観察や、患者さんの病状の訴えを聞かず測定に夢中になっているほうが患者さんに不安を与えてしまいます。毎回話しかけてくる患者さんの場合は、事前に「測定が終わったらお話しを聞きますので、測定するまではお話しを控えてもらってもいいですか」と、説明しておくとよいでしょう。

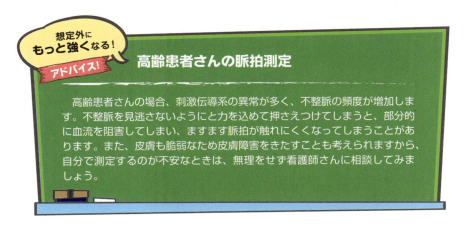

高齢患者さんの脈拍測定

　高齢患者さんの場合、刺激伝導系の異常が多く、不整脈の頻度が増加します。不整脈を見逃さないようにと力を込めて押さえつけてしまうと、部分的に血流を阻害してしまい、ますます脈拍が触れにくくなってしまうことがあります。また、皮膚も脆弱なため皮膚障害をきたすことも考えられますから、自分で測定するのが不安なときは、無理をせず看護師さんに相談してみましょう。

引用・参考文献
1）藏谷範子編：看護学生のためのバイタルサイン，メヂカルフレンド社，2011．
2）聖マリアンナ医科大学病院看護部編：みるみる身につくバイタルサイン，照林社，2014．
3）中村明美：はじめてのバイタルサイン，メディカ出版，2013, p.18.

バイタルサイン測定の場での"想定外"

⭐5 背部の呼吸音を聴診しようとしたが、患者さんが座位を保持できない

受け持ち患者さんには誤嚥性肺炎や胸水貯留の疑いがあり、背部の呼吸音を確認したいのですが、長期臥床していて座位保持ができません。どうやって聴診すればよいですか？

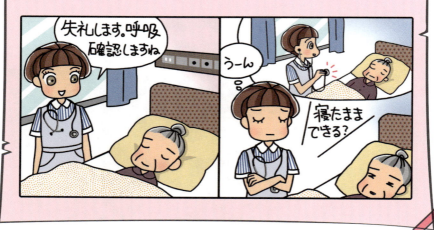

 この場面をお助け！

呼吸音の聴診は座位での実施が基本ですが、座位が難しい場合は、==側臥位または仰臥位==で行います。聴診器の膜型を、服の上からでなく、直接患者さんに当てましょう。仰臥位の場合はベッドと背中の間に手を入れて聴診します。==ベッドのマットレスを押し下げて聴診器を差し込むスペースを作ると良いでしょう==（図1）。

図1　背部の聴診

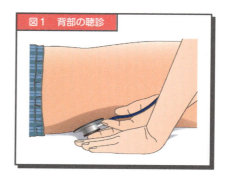

Point 呼吸音聴診の根拠とポイント!

●呼吸音聴診時の注意点

　座位よりも臥位のほうが呼吸しにくく、重力の影響で下葉が押しつぶされてしまい換気が悪くなります。そのため、長期臥床の患者さんほど背部の呼吸音が聴取しにくく、下葉のトラブルが多く生じます[1]。特に、臥床時に心臓の裏になってしまう左肺の下葉は、無気肺や肺炎が発生しやすい場所といわれています[2]。必ず聴診器を当てて呼吸音を聴取し、情報収集することが大切です（図2）。

　聴診される音は非常に微弱なので、室内の静寂を保つようにします。聴診器の一部や聴診器を持った自分の指が寝衣やリネン類に触れていると雑音が混じってしまいますので、注意します。また、事前に聴診器と皮膚の接触面を手掌で包むようにして温め、寒冷刺激による緊張や不快感を与えないようにしましょう。

●肺の位置関係を把握する

　聴診時、肺の位置を把握しておかないと、すべて聴取したつもりでもトラブルが起きやすい下葉の聴取ができていない可能性があります。胸郭の後面では、上葉は肩下〜第2胸椎で、下葉は第2胸椎〜第10肋骨に位置します。頸を前に傾けたとき、頸の付け根付近で一番突起のある頸椎が第7頸椎、その下が第1胸椎、さらに下がると第2胸椎です。次に腰のあたりから椎骨辺縁に指を置いて上に上がると、最初に触れるのが第12肋骨です。そこからさらに上に上がると第10肋骨です（図3）。背部の胸郭と肺の位置関係を覚えておきましょう。

　雑音がして呼吸音が聴き取りにくいときは、鼻でなく口でゆっくりと大きめに呼吸をしてもらったほうが雑音を避けることができます。聴診器を当てる位置は、呼吸終末に変更し、少なくとも、吸気と呼気を1回ずつ聴診しましょう。

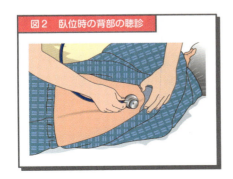

図2　臥位時の背部の聴診

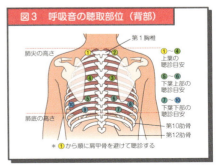

図3　呼吸音の聴取部位（背部）

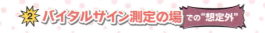

ほかにも起こりやすい想定外!

✱ 呼吸音を聴診していると、患者さんから「まだ? 寒いよ」と言われた

　呼吸音を聴診する際は、音だけでなく胸部や腹部の動きも観察します。動きがわかりづらければ胸元を開けて観察しますが、患者さんが寒さを感じるのであれば、聴診部位を視認して聴診器を当て、寝衣をかけながら観察します。

　呼吸音の聴取部位は、上葉から下葉に向かい前面では10か所、背面は7か所あります。左右差をみながら順に聴取していくのが基本です。前面は、1～4番目が気管（支）音、5、6番目が気管支肺胞音、7～10番目が肺胞音です。背面は、1～4が気管支肺胞音、5～10が肺胞音です。気管（支）音は前面からが聴取しやすいですね。また、肺は右肺が上葉、中葉、下葉、左肺は上葉、下葉に分かれています。前面から聴くとほとんどが上葉の音です。背面は背中の3分の1程度が上葉、3分の2程度が下葉の音です。胸水が溜まった場合も誤嚥した場合も下葉に異常音が聴かれます。疾患によって異常音が聴取されやすい部位があるので、そこには時間をかけて聴取しましょう。

　呼吸の異常は、聴診器を用いなくとも、「ヒューヒュー」「ゼイゼイ」「ゴロゴロ」といった異音が聴こえないか、胸部と腹部の動きがシーソーのようにぎこちなく急激に動いていないかがわかります。手を鼻腔に近づけて空気の流れを感じることもできます。様々な感覚を用いて異常を察知しましょう。

✱ 看護師さんが「エア入り良好」と言ってたけれど、意味がわからなかった

　「エア入り」について言えるのはその「あり」「なし」だけです。どのような音が、どこで、どのように聴こえたのかをアセスメントすることが必要です。呼吸音が正常かどうかを判断するためには、①呼気と吸気の長さの割合、②呼気と吸気間の音の途切れの有無、③聴診部位と聴こえる呼吸音の一致性、④左右差、を確認します。気管（支）音、気管支肺胞音、肺胞音の特徴を踏まえて観察しましょう。

✱ 呼吸音がよく聞こえない

　呼吸音は個人差が大きいです。必ず左右同じところで聴診して差をみて判断し

ます。気をつけるのは、これまでに比べて音が変わったときです。たとえば音が高くなるのは狭窄を意味します。また、肺胞音は、呼気の音はほとんど聴き取ることができません。

☀ 患者さんの声が聞こえる

深呼吸を促すと「はーっ」と声が聞こえるときは「口を開けて、ゆっくり吐いて、ゆっくり吸いましょう」と呼吸に合わせて声をかけてみましょう。

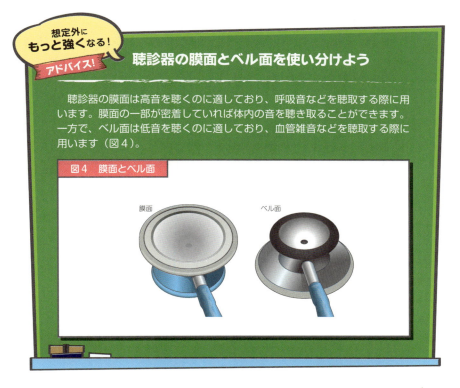

想定外にもっと強くなる！アドバイス！

聴診器の膜面とベル面を使い分けよう

聴診器の膜面は高音を聴くのに適しており、呼吸音などを聴取する際に用います。膜面の一部が密着していれば体内の音を聴き取ることができます。一方で、ベル面は低音を聴くのに適しており、血管雑音などを聴取する際に用います（図4）。

図4　膜面とベル面

膜面　　ベル面

引用・参考文献
1）聖マリアンナ医科大学病院看護部編：みるみる身につくバイタルサイン，照林社，2014，p.16．
2）藤崎 郁：フィジカルアセスメント完全ガイド，学研メディカル秀潤社，2001，p.74．
3）池上敬一：看護学生・若手看護師のための 急変させない患者観察テクニック，羊土社，2018，p.86．
4）山内豊明：見る・聴く・触るを極める！ 山内先生のフィジカルアセスメント 技術編，エス・エム・エス，2014，p.16-20．

2 バイタルサイン測定の場での"想定外"

⑥ 子どもがふざけて バイタルサインを測らせてくれない

子どものバイタルサインを測定したいのですが、ふざけて測らせてくれません。測ろうとすると嫌がってますますふざけてしまいます。測定するためにはどうしたら良いでしょうか？

この場面をお助け！

　バイタルサインは原則として安静時に測定する必要があります[1]。しかし、子どもは、何をされるかわからない不安や自分が興味関心をもって行っていることを中断されてしまう苦痛、そばにいてほしい気持ちなどから、治療や測定を嫌がったり、啼泣することがあります。また今回のように、年少の子どもでは、バイタルサインの測定と言っても、じっとしていることができない場合もあります。まずは子どもの理解に合わせてわかりやすく説明して安静を促し、遊びを取り入れたり、気が紛れるようにしながら短時間で実施しましょう。

子どものバイタルサイン測定の根拠とポイント！

●正確に測定するために

　子どものバイタルサインの測定は、子どもの年齢や体格に合わせて器具を選択します。また、触れずに測定できる呼吸数から始め、脈拍（心拍数）、体温、血圧の順番で行います。泣いたり、激しく体動すると測定値に影響するため、測定は安静時または睡眠時に行います。測定前に子どもの表情や機嫌を観察し、測定が可能かどうかを判断すると良いでしょう。食事・入浴・運動のあとの測定も避けます。子どもが嫌がったり動いたりするときには、無理に一回で実施しようとするのでなく、何回かに分けて実施してみましょう。

　また、子どもの疾患や状態を踏まえ、バイタルサインの情報として今必要なデータは何かを考え、優先度を考えることも必要です。

●子どもがやってみようと思える環境

　小児に対する治療や援助では、子ども自身が「やってみたい」「できる」と思えるように、子どもの理解度に合わせた説明をします（プレパレーション）。子どもが興味をもつ遊びや喜ぶ用具を取り入れるなど、子どもがやってみようと思える工夫をし、子どもの心理的な準備を促します。具体的には、絵本を見せながら体温を測定する、聴診器を市販のカバーを使用してかわいらしくする（図1）、子どものお気に入りのおもちゃを持っていてもらうなどがあります。家族に抱っこしてもらいながら実施しても良いです。終わったら子どもができたことを認め、子どもの頑張りをしっかりとほめることも大切です。ほめることが子どもの次の頑張りにつながります。

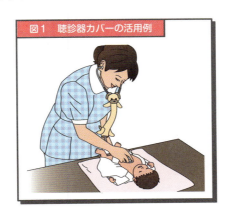

図1　聴診器カバーの活用例

2 バイタルサイン測定の場での"想定外"

ほかにも起こりやすい想定外！

✳ 子どもの呼吸数を測定しようとしたのですが泣いてしまいました。泣き声ばかりで聴診器を胸部にあてても測定できません。

　子どものバイタルサインは安静時に測定する必要があります。泣いている状態は安静にしている状態とは言えません。泣いている時に無理やり測定してもその数値は前日との変化や一日の変化を判断するものとはなりません。無理に測定しようとせずに、まず子どもがなぜ泣いているのかを考えましょう。どこか痛いところはないのか、おむつは濡れていないか、おなかはすいていないか、眠くはないか。言葉として表出できない子どもの言いたいことや思いを察知しましょう。
　子どもは睡眠時が最も安静にしています。睡眠中なら子どもの呼吸数の測定、呼吸音の聴取もスムーズに実施できます。

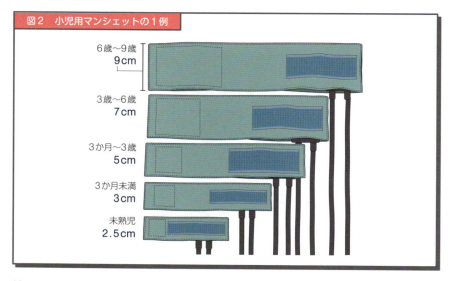

図2　小児用マンシェットの1例

6歳～9歳　9cm
3歳～6歳　7cm
3か月～3歳　5cm
3か月未満　3cm
未熟児　2.5cm

☀ 子どもの血圧測定をします。たくさんあるマンシェットからどれを使用したらいいの

　成長発達が著しい子どもは、新生児と学童ではからだの大きさがまったく異なります。また、年齢や月齢が同じでも個人の成長は様々で、年齢や月齢の平均的な成長と比べても個人によって差が生じます。マンシェットの幅は、子どもの上腕を2/3を覆う幅のものを選択します（図2）。==測定する時には、体格も考慮して子どもの年齢の平均的な幅のマンシェットとその前後の幅も用意して、合わなかった場合にはスムーズに対処できるようにしましょう==。一般に、マンシェットの幅が腕に対して大きいと血圧値は低く出ます。逆にマンシェットの幅が腕に対して小さいと、血圧値は高く出て、子どもの腕に巻けないこともあります。

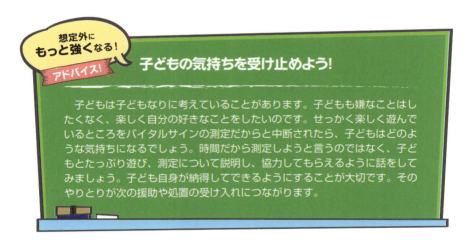

想定外にもっと強くなる！アドバイス！

子どもの気持ちを受け止めよう！

　子どもは子どもなりに考えていることがあります。子どもも嫌なことはしたくなく、楽しく自分の好きなことをしたいのです。せっかく楽しく遊んでいるところをバイタルサインの測定だからと中断されたら、子どもはどのような気持ちになるでしょう。時間だから測定しようと言うのではなく、子どもとたっぷり遊び、測定について説明し、協力してもらえるように話をしてみましょう。子ども自身が納得してできるようにすることが大切です。そのやりとりが次の援助や処置の受け入れにつながります。

引用・参考文献
1）奈良間美穂，他：系統看護学講座　専門分野Ⅱ　小児看護学①小児看護学概論　小児臨床看護総論，医学書院，2015，p285.
2）山元恵子監修：写真でわかる小児看護技術　改訂第3版，インターメディカ，2015.
3）浅野みどり編：根拠と事故防止からみた　小児看護技術，医学書院，2012.

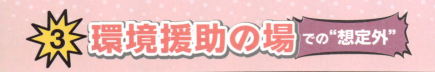

3 環境援助の場での"想定外"

 患者さんが臥床したままのシーツ交換、側臥位がとれない場合はどうすればいいの?

臥床安静の指示がある患者さんのシーツ交換を行うことになりました。右半身麻痺があるため側臥位にすると体位が不安定となり、患者さんに苦痛を与えてしまいそうです。自分では側臥位がとれない患者さんのシーツ交換を安全・安楽に行うためには、どうすればよいでしょうか?

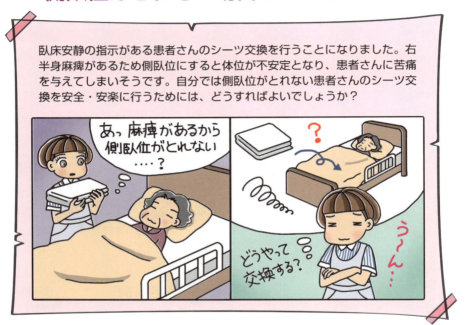

 この場面をお助け!

　臥床状態が長い患者さんのベッドは汚れやすく、不感蒸泄により病床内の湿度も高くなりがちです。このため、清潔で寝心地の良いベッドをつくることは患者さんが療養生活を送るうえでとても重要です。シーツ交換は基本的に患者さんが検査などでベッドを離れている機会を活用して行うとスムーズですが、ベッドから離れられない患者さんの場合は、臥床したまま片側ずつ交換します。側臥位がとれないときは仰臥位のままでも交換できるよう、患者さんが臥床する位置などを工夫しましょう。ベッド上にいる患者さんを疲労させず、安全・安楽に配慮しながら、しわがなく、寝心地の良いベッドをつくりましょう。

側臥位をとれない臥床患者さんのシーツ交換の根拠とポイント！

● シーツ交換のスペースを確保する

　自力で側臥位をとれない患者さんの場合も、一般的な臥床患者さんと同様、片側ずつシーツ交換していきます。必要物品が準備できたら患者さんをベッドの片側半分に水平移動し、シーツ交換のスペースを確保します（図1）。麻痺のある患者さんでは、==麻痺側は血液循環が悪いため、下にしていると浮腫や腫張の原因になったり、脱臼などをしても気づきにくくなります==。仰臥位のままシーツ交換ができるスペースをつくるようにしましょう。

　片側半分のシーツを整えたら、患者さんを新しいシーツの上に水平移動し、残った半分のシーツを交換します。この事例のような場合はできるだけ看護師2名で行い、介助者が患者さんに近いほうに立ち、からだを支えたり、状態の観察を行うとより安全です。

● 皮膚の摩擦やシーツのしわに注意する

　臥床安静が必要な患者さんは、全身の機能低下や皮膚の湿潤などの要因により、皮膚の耐久性が低下している可能性があります。このため、患者さんをベッドの片側半分に水平移動する際は、==摩擦を避けるため、なるべく引きずらないように注意しましょう==。

　また、シーツにしわがあると快適性を損なうだけでなく、褥瘡の原因にもなります。特に、患者さんの体重がかかっている部位にしわができやすくなりますので、==ボディメカニクスを活用して十分にしわを伸ばしてからマットレスの下にシーツを敷き込むようにしましょう==（図2）。

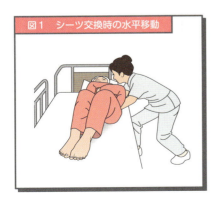

図1　シーツ交換時の水平移動

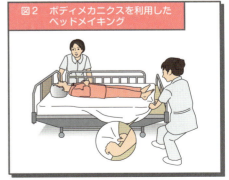

図2　ボディメカニクスを利用したベッドメイキング

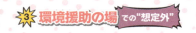

ほかにも起こりやすい想定外!

✳︎ 臥床安静の患者さんのベッドメイキング、ベッド周囲の日用品はどうすればいいの?

　患者さんのベッドの上や周辺には、湯飲みやティッシュペーパー、テレビのリモコン、時計、眼鏡、読みかけの本など、様々な日用品が置かれています。環境整備やベッドメイキングのためにはこれらの物品を移動させる必要がありますが、その場合は必ず患者さんに「移動させてもよろしいですか？」と声をかけましょう。日用品は、患者さんの私物であり、使いやすい位置を考えて配置していることが多いので、ベッドが整ったら元の配置に戻すようにしましょう。特にティッシュペーパーやテレビのリモコン、イヤホンなど、使用頻度の高い物品の置き場所は、「この位置でよろしいですか？」など、患者さんと相談しながら配置すると、コミュニケーションにもなりますね。また、尿器を使用している患者さんの場合、さりげなく手の届く位置に配置するなどの配慮も必要です。

　もし患者さんが検査などで不在にしている間に環境整備やベッドメイキングを行う場合は、事前に整頓する許可を得ておき、患者さんが戻った時に「ベッド周りを整えさせていただきましたが、いかがですか？」など、配置を確認するようにしましょう。細やかな気配りは、信頼関係の形成にもつながります。

✳︎ ベッドメイキング中に患者さんの湯飲みが落下し、破損。すぐにお詫びしたけど、この後、どうすればいいの?

　患者さんの私物を誤って破損してしまった場合、まずはその場でお詫びを伝えることが重要です。割ってしまった湯飲みの破片を片づけたり、中にお茶などが入っていた場合には、床に飛び散った水分を拭き取るなど、危険がないように応急的な対処をします。多床室の場合には、同室患者さんに迷惑をかけていないかも確認しましょう。そして、患者さんにいったんベッドサイドを離れる旨を伝えたうえで、なるべく早く実習指導者さんに報告しましょう。また、あくまでも患者さんの私物ですので、割れた湯飲みを勝手に捨てたりせず、どう処理するかも患者さんに確認しましょう。

　その後の弁償やインシデントレポートについては、実習指導者さんや教員の指

導を受けながら進めていくとよいですね。

　また、このようなインシデントは、ちょっとした安全への配慮で防ぐことができます。ベッドメイキングを行う前には、患者さんの湯飲みや時計など、落下して破損するおそれのあるものは、あらかじめ安全な場所に移動させましょう。また、この他にも看護師さんが作業しやすい高さまでベッドを上げたり、ベッド柵を外したりすることもあります。ベッドメイキングが終了したら、これらを元に戻し、安全な環境を整えましょう。

　特に以下の項目は、意識的にチェックするとよいでしょう。
①ナースコールは患者さんの手の届く位置にあるか。
②ベッドの高さは適切か。
③ベッド柵は適切に使用されているか。
④床頭台、オーバーテーブルの位置は適切か。
⑤使いやすさを考えた物品の配置になっているか。
⑥ベッドのストッパーが掛かっているか。

　患者さんの生活の場は、ベッド上という限られた範囲が中心となります。このため、清潔で寝心地がよいベッドを作ることは大切ですが、リネン類を整えることばかりに気を取られず、患者さんの状態や生活スタイルをよく観察し、その人にとってより快適な環境づくりを心がけるとよいですね。

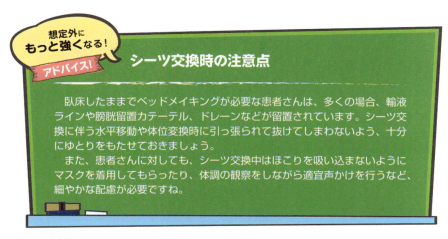

引用・参考文献
1）吉田みつ子，本庄恵子編著：写真でわかる実習で使える看護技術，インターメディカ，2010，p.157-162.
2）任和子，他：系統看護学講座　専門分野Ⅰ　基礎看護技術Ⅱ，医学書院，2013，p.199-200.
3）任和子，秋山智弥編：根拠と事故防止からみた基礎・臨床看護技術，医学書院，2014，p.13-18.

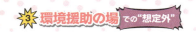

2 受け持ち患者さんからは「暑い」と言われ、同室の患者さんからは「寒い」と言われた

訪室すると、受け持ちの患者さんから「暑い」と言われました。でも、同室の他の患者さんは「寒い」と言っています。こんな時、どうすればよいのでしょうか？

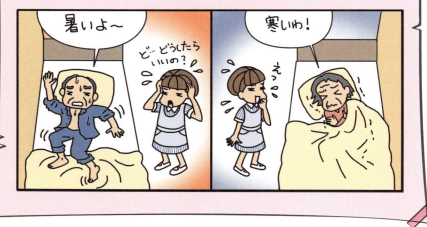

 この場面をお助け！

　患者さんが感じる暑さや寒さは、室温や気流、輻射熱、本人の体温の変化など様々な影響を受けます。まず、患者さんの体温の変化がないか確認しましょう。発熱などによる影響がなければ、室内環境の確認と調整を行います。室内の温度・湿度を確認したうえで、「暑さ」・「寒さ」を感じる患者さんの原因はどこにあるか、話をよく聞きながらみつけていきましょう。原因がわかれば、それを取り除いていけるようにかかわるとよいです。患者さんが自ら発することができない場合は、体温や発汗、手足の温度などから患者さんが感じる暑さ・寒さを予測して、適切な環境に近づける援助を考えて実践していきましょう。

室内環境整備の援助の根拠とポイント！

●快適な室内環境を整備する

　快適な室内環境は、よりよい状態への回復促進につながります。適切な室温と湿度は、様々な要素が複雑に影響しあい、感じる人の個人差もあるので画一的に定めることは難しいですが、表を一つの目安として、病室の温度、湿度を確認してみましょう。

　空調管理の集中制御では、「暑い」場合は、患者さんの了解を得てカーテンを開けて病床の換気を行ったり、掛け物での調整、冷罨法などで工夫しましょう。日差しの遮断も有効です。「寒い」場合は、空調の風が当たっていないか確認し、カーテンを閉めて気流を遮断し、掛け物や電気毛布などで温かくなる工夫を行いましょう。

　病室に空調機がある場合はベッドの位置や外気温などの影響で変動しやすくなります。室内環境と合わせて、各病床のベッドの高さでの温度と湿度を確認しましょう。病床の位置による差や、上記の対応をしても解決しない場合は設備上の問題もあるかもしれませんので、実習指導者や教員に相談しましょう。

　いずれの場合も、患者さんの訴えを真摯に受け止めて対応することが大切です。

●湿度に注意する

　湿度が低くなると、肌が乾燥してかゆみや湿疹が出やすくなります。また、呼吸器合併症も引き起こしやすくなります。特に、湿度50％を下回るとインフルエンザが蔓延しやすくなり、風邪ウイルスは室温、湿度ともに下がると空気中に漂いやすくなります。温度・湿度の調整は感染予防にも有効です。

　また、カビやダニは湿度70％以上になると急増しやすくなります。身体を動

表　病室に望ましいとされる温湿度

日本医療福祉設備協会規格　病院空調設備の設計・管理指針　HEAS-02-2004では、下記の表のような温度湿度が望ましいとされています。参考にしてください。

	温度（℃）	湿度（％）
夏期	24～27	50～60
冬期	22～24	40～50

(注)　1）数値は空調機器設計のための設計条件値を示す。
　　　2）夏期日射や高温機器の輻射熱、冬期窓などからの冷輻射の影響を受ける場合は考慮すること。

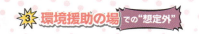

かすことができない患者さんは特に気をつけましょう。体動することで身体と掛け物の間は自然に換気されて寝具内の温度・湿度は下がりますが、体動ができないと身体と掛け物の間の温度と湿度はかなり上昇します。加湿された状態が続くと褥瘡の誘因ともなります。できるだけ早く、寝具内の換気や体位変換、掛け物の調整などで適切な環境になるように援助を行いましょう。枕の換気も大事ですので忘れないようにしましょう。

ほかにも起こりやすい想定外！

✻ 9時ごろに環境整備を行う計画を立てますが、時間が取れません。いつやればよいでしょうか？

　朝9時というのは観察、リハビリへの移送、清拭などで忙しい時間ですので、時間や方法を工夫して環境整備を行っていきましょう。1回ですべてを行おうとせずに1日の中で、いつどのタイミングでどこの環境整備をすると良いか、患者さんの生活に合わせて考えてみましょう。生活パターンに合わせて、朝早くに行うと良いこと、〇〇を行っている間に行うと良いこと、すき間時間にやれることなど工夫すると良いです。

　朝早くに行うと良いのは、ベッド上の整備です。患者さんが感じる暑さ・寒さにあわせて掛け物を調整し、汚染部分の改善、シーツのしわを伸ばす、ベッド上を粘着テープで整備する、ナースコールの位置を整えることです。退室時には、患者さんの生活動線で、危険なところはないか、滑りやすいところや躓きやすいところはないかを確認し、あれば取り除くように対処します。これらは患者さんの1日が気持ちよく始まることへの援助であり、安全な生活環境を整えるために必要なことです。

✻ ベッド周囲の安全確保が大切とわかっていて、メモも取っていますが、退室時に必ず何か忘れてしまいます。なにか良い方法はありませんか？

　患者さんの安全を守る方法は患者さんによって様々ですので、すべて忘れずに行うことは容易なことではありません。

　その取り組みとしては、「覚えよう」と思うことをやめることを提案します。

安全確保の方法は患者さんによって異なりますし、日々変化します。記憶に頼ることは、時に危険なこともあります。そこで、メモ帳に残すことを提案します。まず、患者さんの生活空間の絵をメモ帳の左半分に書きます。そして「〇〇さんの安全を守る」という意識で、"この方はこのようにして安全を守ろう"、"今はいいけれど、こうなったら危ないかも。だからこうしよう" と考えてみましょう。そしてその==考えたことを、左側の絵の場所に番号を入れて、右側にはその番号と安全を守る方法と理由をコンパクトに1行で書いておきましょう==。退室の際には、メモを見ながら1つずつ確認しましょう。理由を書くのがポイントです。患者さんの状態が変われば、その理由も合わなくなります。安全を守るには、必ず患者さんの状態があり、それが理由となって安全を守る対策を講じます。患者さんの状態の変化に応じて安全を守る理由も方法も変える必要があります。方法を変えたらそれがわかるようにメモを修正して追加します。そうすることで「覚える」ではなく「考える」援助となり、目の前の患者さんに合わせた安全な環境を調整するという援助につながります。

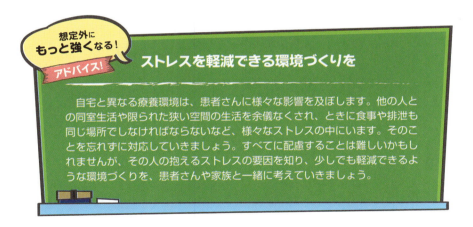

想定外にもっと強くなる！アドバイス！

ストレスを軽減できる環境づくりを

自宅と異なる療養環境は、患者さんに様々な影響を及ぼします。他の人との同室生活や限られた狭い空間の生活を余儀なくされ、ときに食事や排泄も同じ場所でしなければならないなど、様々なストレスの中にいます。そのことを忘れずに対応していきましょう。すべてに配慮することは難しいかもしれませんが、その人の抱えるストレスの要因を知り、少しでも軽減できるような環境づくりを、患者さんや家族と一緒に考えていきましょう。

引用・参考文献
1）任和子，他：系統看護学講座専門分野1　基礎看護技術Ⅱ　基礎看護学③，医学書院，2016，p.10-16．
2）村中陽子，他編著：学ぶ・試す・調べる　看護ケアの根拠と技術　第2版，医歯薬出版，2013，p.1-7．
3）川島みどり編著：改訂版 実践的看護マニュアル共通技術編，看護の科学社，2011，p.112-114．
4）豊嶋三枝子監修：手順・留意点・根拠で学ぶ実践看護技術，杏林図書，2008，p.13-14．
5）吉田みつ子，本庄恵子編：写真でわかる基礎看護技術アドバンス，インターメディカ，2016，p.8-12．

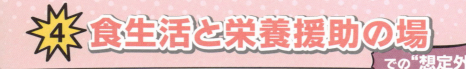

4 食生活と栄養援助の場での"想定外"

1 食事介助の途中で患者さんに「食べたくない」と言われた

ベッド上安静の患者さんに食事介助を行っていたのですが、食事の途中で「疲れたからもう食べたくない」と言われてしまいました。2〜3口程度しか食べていなかったのでもう一度勧めてみましたが、無理に勧めて気分を悪くしてしまうのではないかと迷いました。どのくらい食べてもらえばよいのでしょうか？

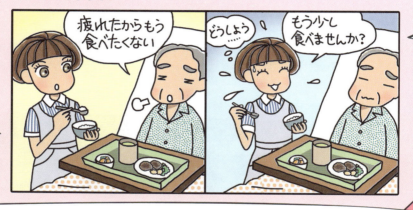

 この場面をお助け！

　食べたくないときに無理に勧められても食欲が湧くものではありませんね。特に病気が原因で疲労感がある場合は難しいと考えられます。一度勧めてみても疲労感が強いようなら、少し休んでもらってよいでしょう。食事の量については患者さんの基礎代謝量（生命維持に必要な1日あたりのエネルギー量）に応じた摂取量がありますので、確認します。また、看護師さんに必ず報告し今後の援助方法を相談するとよいでしょう。患者さんには「少しでも食べられてよかったですね」などのねぎらいの言葉をかけると、安心感につながります。

Point 食事拒否時の援助の根拠とポイント！

●"食べたい"と思える環境を整える

　食事介助の際は、まず患者さん自身の食べようとする意欲を引き出す環境が大切です。テーブル上を整理・清潔にし、見た目からも食欲をそそるようにセッティングを工夫します。食事への興味・関心をもってもらうためにメニューを説明し、あらかじめ好き嫌いを聞いておくとよいでしょう。
　食事の始めには胃液の分泌を促すために水分を含んだものを勧めます。水分は誤嚥しやすいので注意しながら少しずつ行ってみてください。1回に口に運ぶ食事の量・速さは満足感を得やすくするためにも患者さんのペースに合わせましょう。患者さんが好む話をしながら楽しい雰囲気をつくることも心がけるとよいでしょう。

●安楽な食事姿勢で誤嚥を予防する

　食事時の姿勢はできるだけ起座位に近い姿勢が望ましいです（図1a）。このとき膝を少し曲げることで、腹筋が緩んで疲労感なく座位を保持でき、身体が下方にずれるのも防止できます。また、顎が上がった姿勢は嚥下しにくく誤嚥を招きやすいので、小枕やタオルを使用して頭部を支え、前屈した姿勢を保持しましょう（図1b）。特に、高齢患者さんは嚥下反射の低下や、歯の欠落や入れ歯の不具合などで十分に噛めないことから窒息や誤嚥を引き起こしやすいので、食材を工夫したり、とろみをつけて食べやすい状態にするとよいでしょう。

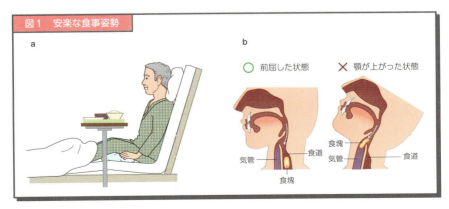

図1　安楽な食事姿勢

ほかにも起こりやすい想定外!

✳ 食べにくい食材の食事介助はどうしたらよいの?

　患者さんの状況や好みによって食事の変更を配慮することは、食欲の手助けになります。食欲がない患者さんのなかには、「のど越しがよい麺類なら食べられる」と希望される方もいますが、長い麺を汁と一緒にすすることで、誤嚥する危険性が高い食事でもあります。特に麻痺のある患者さんや高齢の患者さんは、十分に気をつけなければなりません。麺類の介助を行う場合は、フォークやスプーンで麺を細かく刻んで、できるだけすする動作を避ける方法で介助します。患者さんが希望する麺本来のおいしさが半減してしまいますので、患者さんには麺を細かくする理由を話し、ゆっくり味わって食事をするように促していきましょう。

　また、食品によっては飲み込みにくいもの(**表**)がありますので、覚えておくとよいでしょう。とろみやペースト状にすることでまとまりやすく、誤嚥を予防しやすくなります。

表　飲み込みにくい食材	
・水分が少なくパサパサしたもの	パン、いも類、おからなど
・口の中でバラバラになりやすいもの	豆類、トウモロコシ、豆腐など
・粘り気の強いもの	餅、納豆など
・口の中に貼りつきやすいもの	のり、キャラメルなど
・噛みきれないもの	タコ・いか・貝類など

✳ 嘔吐症状があった患者さんの食事介助はどうしたらよいの?

　嘔吐症状がある場合は、症状が落ち着くまで禁食となります。のどが渇いたり、嘔吐によって口腔内の不快感があるため、うがいや口腔ケアを頻回に行います。

　嘔吐症状がおさまり悪心がなくなったら、看護師さんに確認してもらい、嘔吐で失われた水分を補うため刺激の少ない白湯から勧めてみましょう。その後、特に症状の出現がなければ、消化のよい柔らかい食事を準備できるように配慮しま

す。嘔吐症状を誘発する食べ物には、魚や肉など生臭く感じるもの、繊維質の多い食品、香りの強いもの、消化の悪いもの、脂肪の多い食品、刺激の強い香辛料などがあります（図2）。患者さんの好みを損ねない程度にできるだけ避けたほうがよいでしょう。

　患者さんはまた吐いてしまうのではないかという不安があり、食事に対して消極的になる方もいますので、安心して食事ができるよう楽しい雰囲気でゆっくりと食べられる環境を調整しましょう。また、家族の協力を得て、家庭で好んで食べていた料理を持参してもらう提案も支援となります。

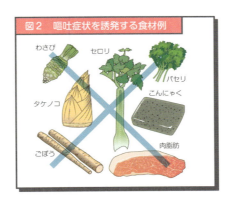

図2　嘔吐症状を誘発する食材例
わさび　セロリ　パセリ　タケノコ　こんにゃく　ごぼう　肉脂肪

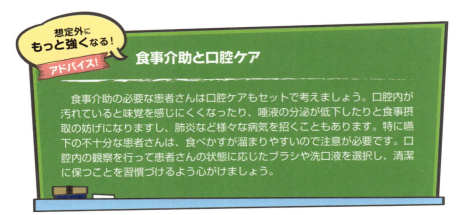

想定外にもっと強くなる！アドバイス！

食事介助と口腔ケア

　食事介助の必要な患者さんは口腔ケアもセットで考えましょう。口腔内が汚れていると味覚を感じにくくなったり、唾液の分泌が低下したりと食事摂取の妨げになりますし、肺炎など様々な病気を招くこともあります。特に嚥下の不十分な患者さんは、食べかすが溜まりやすいので注意が必要です。口腔内の観察を行って患者さんの状態に応じたブラシや洗口液を選択し、清潔に保つことを習慣づけるよう心がけましょう。

引用・参考文献
1）川島みどり監修：ビジュアル基礎看護技術ガイド，照林社，2007，p.80.
2）吉田みつ子，本庄恵子編著：写真でわかる実習で使える看護技術，改訂第2版，インターメディカ，2013.
3）冨野康日己編：症状・疾患別 食事指導の看護へのいかしかた，第2版，医歯薬出版，2005.

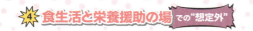

 ## 2 食事制限のある患者さんのゴミ箱にお菓子の袋が捨ててあった

環境整備の際、患者さんのベッドサイドにあるゴミ箱のゴミを捨てようとしたところ、お菓子の袋が入っているのを発見しました。患者さんは食事の制限があり、間食は禁止されているため、病状の悪化が心配です。どのように対処すればよいのでしょうか？

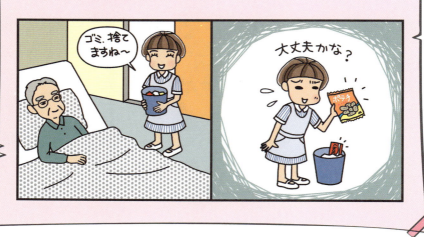

 ### この場面をお助け！

　患者さんの疾患の種類によっては、エネルギー制限や塩分・水分摂取量の制限が必要な場合があります。間食によって病状に影響を及ぼすことも十分考えられますので、患者さんがお菓子を食べたのか確認する必要があります。ただし、食べたいものを好きなように食べられないことや、今後の病状の心配など、患者さんにとって食事の制限はつらいことなので、精神面に配慮することが大切です。いきなり学生から尋ねることは避けたほうがよいでしょう。患者さんには「具合はお変わりありませんか？」と体調の変化を聞き、指導者さんにお菓子の袋が捨ててあったことを報告し、今後の援助方法を相談するとよいでしょう。

Point 食事制限の援助の根拠とポイント！

●食事制限することにこだわりすぎない

　食事は生命維持や活動に必要なエネルギーを得るために、欠かすことができない生活行動です。日頃私たちは意識することなく、お腹がすいたら食事をし、満腹になったら食事をやめるという食生活を送っています。しかし、患者さんは、好きなものを自由に食べることができず、普段の味つけとは違う食事制限の中で満足が得られないことが考えられます。「あれもダメ、これもダメ」と厳しく食事制限されると、ストレスが大きくなってしまいます。==制限することにこだわりすぎず、反対に、摂取してもよい食品の紹介や摂取の仕方などを紹介する==ことによって、==気分がやわらぎスムーズに食生活の変化に適応==することができます。

●個別の環境を考慮したサポートが大切

　患者さんにとっての食事は、合併症や副作用出現の予防に必要な病気治療の一つです。

　食事行動は病気の状態や患者さんを取り巻く環境、患者さん自身の食生活の考え方などが関連してきます（図）。一人ひとりの環境に適したよりよい食生活を継続するためにも、患者さん・家族と一緒に話し合い、食生活が適切に行われるように支援します。特に、==なぜ食生活の改善が必要なのか患者さん自身が理解し、「これなら自分でできる」==と思える提案を考えましょう。

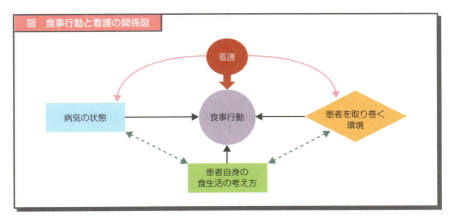

図　食事行動と看護の関係図

ほかにも起こりやすい想定外!

✸ 水分制限の患者さんに「氷は許可されている」と言われた

　通常、成人の1日に必要な水分摂取量は1500〜2000mLといわれていますが、全身の浮腫（むくみ）を改善する治療のために利尿薬の使用や水分摂取の制限を受けている患者さんは、その半分くらいの水分しか摂ることができない場合があります。治療のため制限を守らなければなりませんが、患者さんは喉がかなり渇き、つらい制限となります。氷ひとかけらはわずかな水分量のため摂取を許可することが多いです。ゆっくり溶けて口腔内全体が潤うので、冷たさから口渇感が一時的に解消*されます。許可範囲内で患者さんに説明し1日の水分量をチェックしながら提供する必要があります。

✸ 佃煮やふりかけをかけて食べたいと言われた

　患者さんの好みでご飯に佃煮やふりかけをかけて食べたいと希望があっても、塩分制限がある場合があるので、必ず看護師さんに確認をとり問題がなければ提供しましょう。入院しているすべての患者さんが食事制限されているわけではありません。なかには毎食、冷蔵庫に保管してある佃煮を食べている患者さんもいます。病院の食事に抵抗があり食事が進まないことや食習慣の違いから十分な食事がとれない患者さんなどは、家族に協力してもらい患者さんの好きな料理を持ってきてもらうこともあります。自己判断せず、どこまで許可されているのか事前に確認しておきましょう。

＊氷を含む以外に口渇感が解消される方法

　口腔内環境を良好に保持するよう努めることが欠かせない。なかでも口腔清掃は口腔内の汚れを取り除くほかに、唾液腺を刺激し唾液の分泌を促し、口腔内の潤いを保つ効果がある。
　含嗽を行って、口唇や口腔内を十分に湿潤してから行う。口唇の乾燥は、ひび割れや疼痛・出血を招き、口腔内の乾燥では汚れを無理に除去しようとすると、粘膜を傷つけてしまう可能性がある。乾燥がひどい場合には、保湿剤を塗布して湿潤するまで待つとよい。

☀ 売店に食べ物を買いに行きたいと言われた

　病院の食事に満足できない時など、病院内の売店に自分の食べたいものを買いに行きたいと言われることがあります。売店にはさまざまな食品があり食事制限されている患者さんにとって欲求を増大することにつながる可能性があります。患者さん自身に制限の必要性を自覚してもらうためにも、勧めることは好ましくありません。看護師さんに報告し対処してもらいましょう。日頃の患者さんとの会話から病院食にどのような不満があるのか訴えを確認し、少しでも解決できるように看護師さんと相談しながら支援していきましょう。

　買い物を頼まれた場合は、「看護学生は患者さんの買い物をしてはいけない決まりなので、看護師さんにお話ししてきますね」と、実習中の学生の禁止行為について説明します。患者さんからお金を預かることは決してしないように注意し、看護学生として責任ある行動を自覚して実習を行いましょう。

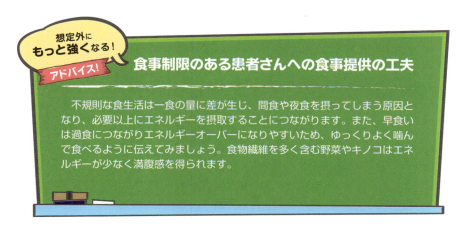

想定外にもっと強くなる！アドバイス！
食事制限のある患者さんへの食事提供の工夫

　不規則な食生活は一食の量に差が生じ、間食や夜食を摂ってしまう原因となり、必要以上にエネルギーを摂取することにつながります。また、早食いは過食につながりエネルギーオーバーになりやすいため、ゆっくりよく噛んで食べるように伝えてみましょう。食物繊維を多く含む野菜やキノコはエネルギーが少なく満腹感を得られます。

引用・参考文献
1）川島みどり監修：ビジュアル基礎看護技術ガイド，照林社，2007，p.80.
2）吉田みつ子，本庄恵子編著：写真でわかる実習で使える看護技術　改訂第2版，インターメディカ，2013.

4 食生活と栄養援助の場 での"想定外"

③ 患者さんがうまく飲み込めず 食事介助がなかなか進まない

認知機能の低下がある高齢の受け持ち患者さんの食事介助をしています。初めはちゃんと飲み込んでくれるのですが、途中からなかなか飲み込んでくれず焦ってしまいます。こんなとき、どうすればよいのでしょうか？

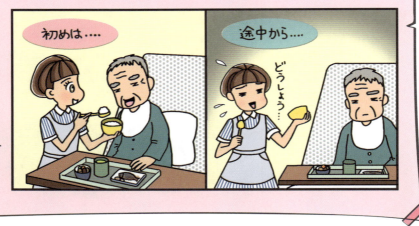

 この場面をお助け！

　確かに食事介助をしていると、なかなか食事が進まないことがありますね。その時に気をつけるのは、急がせないことです。患者さんの食事のペースは同じではありません。食事への意欲や体調、食事環境、咀嚼・嚥下機能や認知機能など、様々な要因で食事のペースは変わります。食事が進まない患者さんなりの理由を考えていくことが大切です。

　また、座位時間が長くなることによる疲労や他に関心が向くことでも食事が進まなくなることもあります。患者さんがどれくらいの時間、座位を保持できるかを観察し、食事へ意識を向ける声かけなどによっても改善することがあります。

食事介助の根拠とポイント！

●食事への関心を高める先行期

嚥下のしくみは、先行期、準備期、口腔期、咽頭期、食道期に分かれます。

先行期は、患者さん自身が"食事をしよう！"と思える準備状態を作ることが大切です。まず患者さんの体調と覚醒状態を確認しましょう。発熱や苦痛、便秘や消化機能低下などがあると、食事への意欲や摂取状況へ影響します。状態の改善と食形態の変更を検討しましょう。また、しっかり覚醒していないと食事の認知や咀嚼、飲み込みへの影響があり、むせる原因にもなります。覚醒を促し食事への関心を高めるように、口腔内の清潔と義歯の装着、座る位置や食事姿勢を調整していきましょう。食事制限がなければ、患者さんが食べたいものをきっかけに食事を勧める[1]ことも良いです。適度な運動も食欲への大事なアプローチです。空腹感や食欲を促進する休息と活動を考えてみてください。

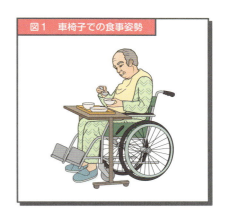
図1　車椅子での食事姿勢

食事姿勢は、座位の場合、テーブルの高さは椅子に座った患者さんのおへそあたりの高さで肘を 90°程度曲げる高さに調整し、やや前かがみで食事が見える姿勢を作ります。車椅子の場合は、やや前かがみになるように調整します。そして、足は膝が 90°に曲がり床に踵がつく高さに調整します。フットレストを上げて足を床に付けることで、姿勢を保持し食べやすい姿勢（図1）になります。

●誤嚥を防ぐための食事介助

準備期から咽頭期です。口腔内の状態や顎の動きや筋力、口唇は閉鎖できるか、舌は口蓋に密着させて咽頭へ送る動きができるか、嚥下反射の状態などを確認します。水分の多い食物は、唾液や胃液の分泌を活性化させるとともに口腔内を滑らかにし、食塊をまとめやすく飲み込みやすい状況を作ります。水分でむせる場合は、粘度（とろみ）をつけましょう。

飲み込むのに時間を要する理由として、1 口量が多いことや、咀嚼しにくくまとまりにくい食材であることも考えられます。また、認知機能の障害があると咀嚼に時間がかかり口に含んでいることを忘れてしまうこともあります。スプーン

4 食生活と栄養援助の場での"想定外"

の大きさは、口に含んで上下口唇でしっかり覆えるほどの大きさのものを準備し、1口量はカレースプーン3分の2程度を目安にします。咀嚼している間は話しかけずに待つようにしましょう。咀嚼する動きが止まっても嚥下しない時は、声をかけて飲み込みを促しましょう。嚥下したかの確認は、甲状軟骨〈のどぼとけ〉の動きで確認します。誤嚥を防ぐためにも、飲み込んだことを確認してから次の1口を介助することが大切です。

ほかにも起こりやすい想定外！

＊ 嚥下障害のある患者さんへ臥床のまま食事介助する場合、誤嚥予防のためにどのようなことに注意すればよい？

まず、誤嚥しにくい体位を保持することです。誤嚥予防のための食事姿勢は「座位ではなく体幹角度30°＋頸部前屈」[2]といわれています。ベッドを30°位に保ち、顎を引いた頸部前屈位となるように枕やタオルなどを使って整えます。膝は軽く曲げて体幹がずれないようにし、足底も安定するようにします（図2）。足底の安定は体位の保持とともに食べやすい姿勢になります。

次に食形態です。柔らかくてまとまりやすく、変形しやすいものが誤嚥予防に有効です。きざみ食は誤嚥しやすい[3]といわれています。高齢になると消化機能も低下しやすく、胃もたれや便秘にも繋がりやすくなります。患者さんの咀

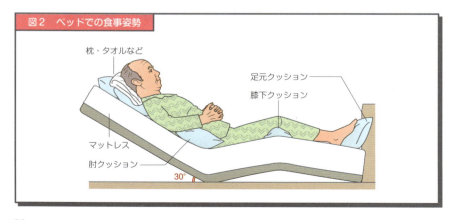

図2　ベッドでの食事姿勢

嚼・嚥下機能に応じた食形態を準備しましょう。

　誤嚥は1口めに起こりやすいといわれています。食事前に顔や首、肩などの緊張をほぐす嚥下体操を取り入れてみることも良いでしょう。

✱ **左側に麻痺がある患者さん、食事介助で特にどんなことに注意すればよい？**

　特に気をつけるのは、麻痺側の口唇・口腔内、嚥下機能を司る咽頭・喉頭などにも麻痺があるということです。麻痺のない右側の口腔内へ食物を入れて介助しましょう。右側だけで咀嚼し嚥下できる量はどれくらいか、スプーンの大きさや角度など、確認して介助しましょう。食事中に麻痺側の体幹が崩れないように安定した姿勢を保つことが大切です。

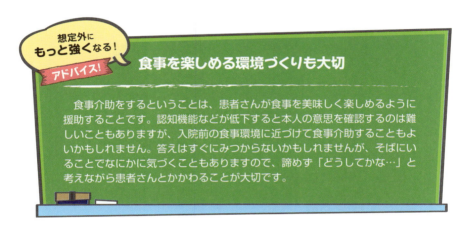

食事を楽しめる環境づくりも大切

　食事介助をするということは、患者さんが食事を美味しく楽しめるように援助することです。認知機能などが低下すると本人の意思を確認するのは難しいこともありますが、入院前の食事環境に近づけて食事介助することもよいかもしれません。答えはすぐにみつからないかもしれませんが、そばにいることでなにかに気づくこともありますので、諦めず「どうしてかな…」と考えながら患者さんとかかわることが大切です。

引用・参考文献
1）川島みどり編著：改訂版 実践的看護マニュアル共通技術編，看護の科学社，2011，p.119.
2）道又元裕監修：最新エビデンスに基づく「ここが変わった」看護ケア，照林社，2015，p.106.
3）前掲書2）p.108.
4）吉田みつ子，本庄恵子監修：写真でわかる基礎看護技術アドバンス，インターメディカ，2016，p.123-128.
5）三鬼達人：食事介助，看護技術がみえる vol.1 基礎看護技術，メデックメディア，2016，p.77-89.
6）青山寿昭：オールカラー まるごと図解　摂食嚥下ケア，照林社，2017，p.121-159.
7）村中陽子，他編著：学ぶ・試す・調べる 看護ケアの根拠と技術，医歯薬出版，2013，p.39-43.

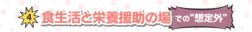

経管栄養注入中の患者さんに「吐き気がする」と言われた

経口で食事をとれない患者さんに経管栄養注入を開始し、異常が認められなかったため、「調子が悪くなるようだったら呼んでください」と患者さんに声かけし看護師さんが退室していきました。すると突然、患者さんが「吐き気がするわ」と訴えてきました。患者さんのそばを離れて看護師さんを呼びに行ってよいのでしょうか？

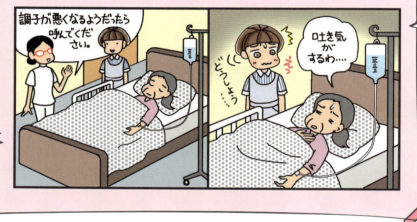

この場面をお助け！

　経管栄養注入中は悪心・嘔吐、気分不快、ダンピング症状＊などが出現する可能性があるので観察する必要があります。この場面の場合、「吐き気がする」と訴えがあることは異常な症状の出現と考え、看護師さんを呼ぶ必要があります。患者さんに不安を与えないためにも、退室の際は、「看護師さんに知らせたら、すぐ戻ってきますね」と、患者さんへの声かけを忘れずにしましょう。
　チューブが口腔・咽頭でとぐろを巻いてとどまり胃内に達していないと、誤っ

＊**ダンピング症状**
　悪心・心悸亢進・速脈・冷汗などをいう。

て気管に入ってしまう危険があります。急な症状変化や咳き込み、むせ、チアノーゼが出現した場合は、ただちに注入を中止しなければなりませんので、患者さんのそばにいて、急いでナースコールで看護師さんに知らせましょう。

 経管栄養の援助の根拠とポイント！

●ベッド挙上と注入前の確認は必ず行う

　栄養剤を注入する際の患者さんの姿勢は、逆流や誤嚥予防のために、ベッドを45°程度に挙上します。同時に膝を軽度屈曲することで、体勢のずれ予防にもなり、腹筋がゆるみリラックスできる姿勢となります。

　次に、栄養チューブが胃内に正しく挿入されているか確認（図1）します。

●栄養剤の注入速度に注意が必要！

　経管栄養は患者さんにとっての大切な「食事」です。効果的に摂取するためにも、温度・濃度・量・1日の注入回数・注入速度など医師の指示に従って行われなければなりません。

　特に、注入速度は注意が必要です。一般的には100mL/30分程度といわれていますが、栄養剤は浸透圧が高いことから腸管壁からゆっくり栄養を吸収しなければなりません。しかし、栄養剤を早く注入してしまうと腸管への水分の流出が上回り、腸の蠕動運動を刺激して腹痛や下痢、悪心・嘔吐を起こす可能性があります。症状の観察を十分に行いましょう。

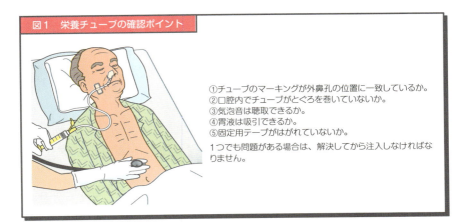

図1　栄養チューブの確認ポイント

①チューブのマーキングが外鼻孔の位置に一致しているか。
②口腔内でチューブがとぐろを巻いていないか。
③気泡音は聴取できるか。
④胃液は吸引できるか。
⑤固定用テープがはがれていないか。
1つでも問題がある場合は、解決してから注入しなければなりません。

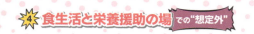

ほかにも起こりやすい想定外!

✹ 接続が外れ、栄養剤がこぼれてしまった

　経管栄養チューブと栄養剤セットを接続する際は、ねじれていないか、からだの下になっていないか、外れてしまう危険性がないかなど、接続するラインの確認をすることが大切です。万が一接続が外れている場合は、すぐにクレンメ（滴下速度・滴下量を調節する器具の部分）を閉めて、看護師さんにすぐ報告しましょう。こぼれてしまった程度によっては、栄養剤の追加が必要となるため、ふき取ったりせず、こぼれた状況のままで確認してもらいます。また、寝衣やシーツに染み込んで汚れた場合の交換は、注入中に実施すると注入物が逆流する危険性があるため、終了後30分以上経過してから行います。その間はタオルなどで保護しておくとよいでしょう。

✹ 経口摂取をしていない患者さんの口腔ケアは行う?

　経口摂取をしていない患者さんは、咀嚼を行わなくなると唾液の分泌も減少し、口腔内の浄化作用が行われにくく細菌が繁殖しやすい状況となります。さらに、口腔内が乾燥しやすいことから口腔粘膜が傷つき、出血や痛みを生じる原因にもなります。つまり、清潔保持と乾燥予防のためにも口腔ケアは必ず実施する必要があります。

　栄養剤の注入直後に口腔ケアを行うと、刺激によって嘔吐反応で栄養剤の逆流を招いてしまうため、注入前に口腔ケアを行ったほうが安全でしょう。

　また、洗口剤にはアルコールが含まれていることで、乾燥をしやすくする場合があるなど、患者さんの病状により実施方法や使用する物品が異なりますから、看護師さんに相談して必ず一緒に行いましょう。

✹ 栄養剤の滴下速度が遅くなってしまった

　栄養剤の滴下速度が遅くなる場合は、看護師さんに報告しましょう。栄養補給が遅れてしまったり、注入がゆっくり過ぎると栄養剤につながれている拘束感を長引かせ、食事感覚を失わせてしまうことになってしまいます。1日の生活リズムを整えるためにも、できる限り食事時間を決めて実施することが大切です。ま

た、栄養剤がチューブに残っていると腐敗しやすく、チューブを閉塞してしまう可能性があるため清潔に管理する必要があります。栄養剤注入終了後は、微温湯を20〜30mL程度注入しチューブ内を洗浄します。その後、空気を20〜30mL程度注入しチューブ内の水分を排出しチューブ末端をキャップします。不潔にならないように取り扱いに十分注意しましょう。

> **想定外にもっと強くなる！アドバイス！**
>
> **チューブをしっかり固定して誤嚥性肺炎予防を！**
>
> 栄養剤の注入中にチューブが抜けると、誤嚥性肺炎の原因となるため、固定はしっかり行いましょう（図2）。

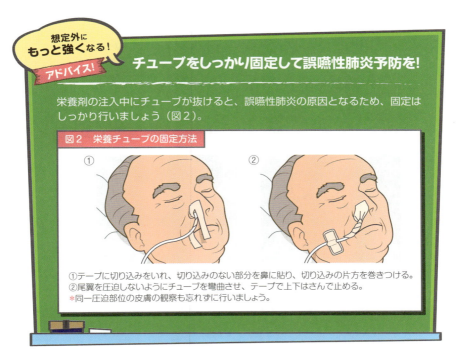

図2　栄養チューブの固定方法

①テープに切り込みをいれ、切り込みのない部分を鼻に貼り、切り込みの片方を巻きつける。
②尾翼を圧迫しないようにチューブを彎曲させ、テープで上下はさんで止める。
＊同一圧迫部位の皮膚の観察も忘れずに行いましょう。

引用・参考文献
1）川島みどり監修：ビジュアル基礎看護技術ガイド，照林社，2007，p.80．
2）吉田みつ子，本庄恵子編著：写真でわかる実習で使える看護技術，インターメディカ，2013，p.40．

4 食生活と栄養援助の場での"想定外"

⭐5 新生児の授乳後、排気が上手にできない

母性看護学実習で、受け持ちの新生児を抱いて哺乳びんで授乳しました。授乳を無事終え、排気を試みたのですが、ゲップがなかなか出ません。どうしたら上手に排気ができるでしょうか？

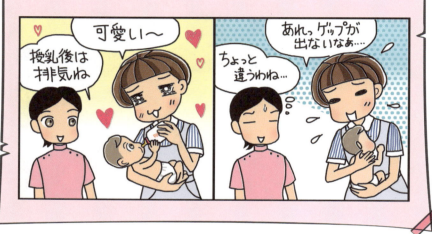

 この場面をお助け！

　新生児は母乳やミルクを飲みながら、一緒に空気を飲んでしまいます。そのままにしておくと、空気が胃の中に溜まり、吐きやすくなったり、誤嚥の原因になります。特にミルクの場合は調乳時にできる泡なども飲んでしまいがちなので、毎回授乳の後には排気を行い、ゲップ（曖気）を出してあげることが必要です。排気ではまず、新生児の顎を肩に乗せ、顔を横に向け背中を優しく叩くか、下から上に向かってさすってみましょう（図1）[1]。

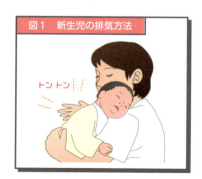

図1　新生児の排気方法

74

授乳後の排気援助の根拠とポイント！

● **排気の必要性**

　授乳後の排気の必要性には、新生児の胃の形状が関係しています。新生児および乳児の胃は、成人と違い彎曲していません。したがって胃内容物が逆流しやすく、排気を十分にしておかないと吐乳や溢乳を招くことになります。排気時に、新生児が怖がるとどうしてもかかえて抱いてしまいがちになりますが、かかえて抱くと児の鼻と口が自分の胸に密着してしまい、呼吸が息苦しくなったり、ゲップで出たミルクをまた誤って飲み込んでしまいます。このような理由から、児の顎は自分の肩にしっかり乗せ、楽に排気できる状態をつくることが必要です[2]。

　このほか、体重が増えて新生児の顎を肩に乗せるのが不安定になってきた場合や、夜間の授乳で疲れている場合などは、沐浴で背中を洗う要領で膝の上に座らせて行うと楽にできます（図2）。このとき、胃の部分はまっすぐにして、空気を排出しやすいようにします[3]。

● **ゲップが十分に出ない場合は**

　また、かかえて抱いてもゲップが出ない場合は、タオルを丸めたロール状のものをつくって右側に置き、新生児が右側臥位になるように寝かせます（図3）。胃の上部、食道につながる噴門部は、身体の左側にあります。それに対して、胃の下部、十二指腸につながる幽門部は、身体の右側にあります。そのため、右側臥位の姿勢を取ると胃の内容物の収まりがよくなり、吐乳や溢乳の誘発を防ぐ効果もあります。

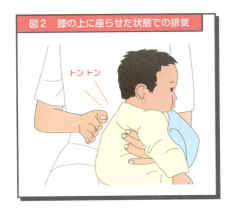

図2　膝の上に座らせた状態での排気

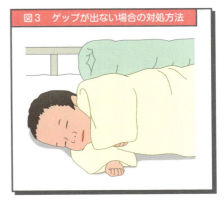

図3　ゲップが出ない場合の対処方法

4 食生活と栄養援助の場での"想定外"

ほかにも起こりやすい想定外！

✱ 初めての授乳後なかなかゲップが聞こえない赤ちゃんのお母さんにどう対応すればよい？

　初産のお母さんは授乳のあとに赤ちゃんのゲップが出ないと、焦ってしまうこともありますが、自分や赤ちゃんを責めないように様子をみながら対応しましょう。赤ちゃんの体質によってゲップをあまりしないこともあるので、必要以上に焦らず、リラックスした気持ちで接してあげるように説明することも一つの方法です。また、新生児の胃はまだ小さく未熟です。また、胃がとっくりのような形をしており、入口の筋肉が弱いことが原因で、少しの刺激で胃の中のものが逆流してしまいます。新生児がミルクを吐くのは、身体の発達や構造からともいえます。新生児はミルクと一緒に空気も胃に送り込んでしまいます。胃の中に空気が残らずミルクを吐かないことが大切です。助産師に母親が不安を訴えていることを伝えて、どのような対応するのか見学するのも良い方法ですね。

✱ ミルクをよく飲んでよく寝る生後2日目の赤ちゃん、授乳後に産着に吐いた後が残っている

　赤ちゃんは誤嚥すると、むせ込みをして呼吸が保てず、チアノーゼが起こります。そのためには、嘔吐時に誤嚥しないように体位を工夫することが必要になります。具体的には、新生児は噴門部が緩く嘔吐しやすいので、上半身をやや挙上した体位（セミファーラー位）で赤ちゃんの顔を横に向かせて寝かせる（図4）と嘔吐しにくくなることを説明しましょう。さらに、お母さんには赤ちゃんの排気が十分にできているのか助産師または実習指導者さんに確認をしてもらいましょう。

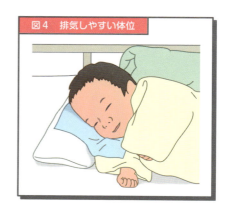

図4　排気しやすい体位

☀ 1回に母乳とミルクを飲んだ後、排気とともにミルクが流れ出てしまった

　成人に比べて新生児は食道＝胃接合部（噴門部）の括約筋が弱く、形も上下に長いので胃から食道への逆流を起こしやすいです。これは新生児が母乳（またはミルク）を飲む際に多量の空気を飲み込むので、溢乳、吐乳は胃からの生理的逆流と考えられます。嘔吐が生理的なものか病的なものかを見分けることは大事なポイントになります。母乳を飲ませた段階で1回排気、ミルクを追加した段階で再度排気して残りのミルクを飲ませていくことも一つの方法です。また、1回のミルク量は適切か母乳量とあわせて確認しましょう。

　赤ちゃんの生理的体重減少を逸脱するほどの頻回な嘔吐や胆汁や、血液の混じる嘔吐、腹部膨満感を伴う嘔吐がみられる場合は異常を疑いますが、まずは哺乳の意欲、嘔吐した時期、吐物の性状、回数、量、色、吐き方、腹部膨満、便の色調、哺乳状態をお母さんと一緒に観察しましょう。

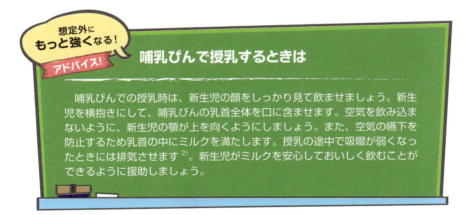

哺乳びんで授乳するときは

　哺乳びんでの授乳時は、新生児の顔をしっかり見て飲ませましょう。新生児を横抱きにして、哺乳びんの乳首全体を口に含ませます。空気を飲み込まないように、新生児の顎が上を向くようにしましょう。また、空気の嚥下を防止するため乳首の中にミルクを満たします。授乳の途中で吸啜が弱くなったときには排気させます[2]。新生児がミルクを安心しておいしく飲むことができるように援助しましょう。

引用・参考文献
1）平澤美恵子他：写真でわかる母性看護技術，インターメディカ，2010，p.117.
2）草柳浩子他：やさしくわかる小児看護技術，ナツメ社，2014，p.12.
3）中野綾美：小児看護学　小児の発達と看護，第3版〈ナーシング・グラフィカ28〉，メディカ出版，p.73.
4）佐藤裕子監修：こそだてハック https://192abc.com/29930（最終アクセス日 2019/3/29）
5）佐世正勝，石村由利子編：ウエルネスからみた母性看護過程＋病態関連図，第3版，医学書院，2016，p.895.
6）北川眞理子，谷口千絵編著：母性看護技術，メヂカルフレンド社，2015，p.250.
7）前掲書5）p.889.

5 排泄援助の場 での"想定外"

1 患者さんの殿部が上がらず、便器が差し込めない

受け持ち患者さんはベッド上安静の指示が出ており、ベッド上排泄援助を行っています。患者さんが便意を訴えたので便器を差し込もうとしたのですが、腰殿部が上がらず便器を差し込むことができません。どうやったらうまく差し込むことができますか？

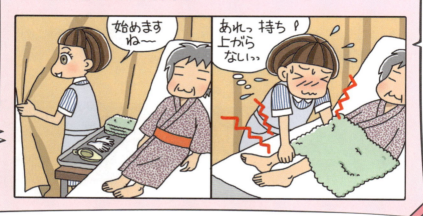

 この場面をお助け！

腰殿部の持ち上げが困難な場合には、いったん身体を側臥位にして便器を差し込み、ゆっくり仰臥位に戻す方法や、患者さんに膝を立ててもらって殿部に腕を深く差し入れ、「てこの原理」を利用して、腰殿部を上げて差し込む方法があります（図）。

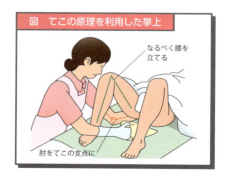

図　てこの原理を利用した挙上

床上排泄援助の根拠とポイント！

●腰殿部挙上の可否を確認しておこう

　身体の区分と重量比率[1] から、腰殿部は44％と身体のなかで一番重く、今回の事例のように腰殿部が上がらない場合があります。事前のアセスメントで、どれくらい腰殿部を持ち上げることが可能なのかを確認しておき、患者さんに合った介助方法を選択しましょう。また、差し込み型便器を使用する場合、便器の種類にはそれぞれ特徴があります（表）。患者さんの体型や状態によって使い分けましょう。

●排泄援助の環境

　排泄援助では、患者さんが排泄しやすい環境を作ることも大切です。便器の温度、臭い、音などの点で患者さんの立場に立って考える必要があります。便器が冷たいと患者さんが不快に感じたり、尿意や便意が失われる可能性がありますので、あらかじめお湯を入れておいたり、カバーを使用して温めておきます。

　臭いや音に関しては、多床室で療養されている患者さんの場合は特に気になるものです。便器の中にトイレットペーパーを敷いて音を防ぐ工夫や、排泄後にすぐ蓋で覆い、排泄物が見えないようにすること、換気をすることなども念頭に入れて行いましょう。

表　便器の種類と特徴

種類	特徴	適応	留意点
和式便器	・高さがなく、差し込みやすい。 ・容量が小さい。	痩せている人	支える部分が小さいため、体格のよい人では不安定になりやすい。
洋式便器	・差し込み部分に厚みがある。 ・容量が大きく、安定感がある。	体格のよい人	和式便器よりも差し込み部分が高いため、挿入時に腰部挙上が大きく筋への負担が大きい[2]。
ゴム製便器	・圧迫感が少なく弾力性がある。	排泄に時間を要する人 仙骨部に褥瘡がある人	空気量が少ないと不安定になるため、空気が十分入っていることを確認する必要がある。

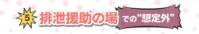

ほかにも起こりやすい想定外！

　ベッド上での排泄介助を実施する際には、①なぜ床上排泄をしているのか、②治療上、患部や患肢の制限はないか、③膝は立てられるか、④腰は上げられるか、⑤自力での寝返りは可能か、⑥床上排泄の経験はあるか、⑦ベッド上やベッド周囲の環境はどうかなどの患者さんの状況を捉え、床上排泄を余儀なくされる患者さんの気持ちに配慮しながら、気持ちよく排泄できるように援助を行う必要があります。

✹ 腰部の手術後に患部の安静が必要なため、腰を上げることができない

　この場合は、患部の安静を保つ必要があるため、便器の挿入方法にも工夫が必要となります。腰部の安静を保つためには、腰をひねる動作など負荷をかけないようにすることが大切です。その場合は、肩・腰・膝を平行に保ち体幹の軸がぶれないようにしながら、側臥位にして便器を挿入します。

✹ 手術後、体動により手術創の痛みがある

　体動により手術創に痛みのある患者さんへの排泄介助として、痛みを最小限にして行うためには、口呼吸をしてもらいながら、ゆっくり次に行う動作を声かけし、患者さんの反応を確かめながら行いましょう。尿意や便意があり切迫した状況だからといって、動作を焦らせてしまうと、痛みが増強してしまう可能性があります。排泄が終了し、便器を外す際にも同様にゆっくり患者さんの反応を確かめながら行います。終了時には、痛みの増強がないかを確認・観察することも大切です。

✹ 片麻痺がある

　左右どちらかの一側の上下肢、顔面、体感に起こる運動麻痺を片麻痺といいます。片麻痺のある患者さんに対する援助を行う際には、運動や知覚麻痺の範囲や程度、残存機能を判断し、患者さん自身ができることは患者さん自身で行えるようにしましょう。

　その際の援助のポイントは、健側の膝を立てて腰上げの協力をしてもらい、便器を挿入します。麻痺側の下肢を外転し膝の下に小枕などを挿入すると大腿部の

内側が便器に圧迫されず、安定感もよくなります。

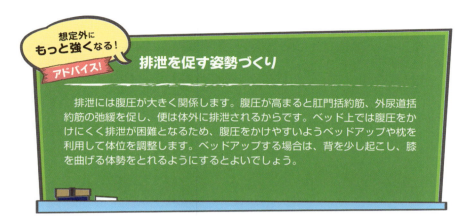

想定外にもっと強くなる！アドバイス！

排泄を促す姿勢づくり

排泄には腹圧が大きく関係します。腹圧が高まると肛門括約筋、外尿道括約筋の弛緩を促し、便は体外に排泄されるからです。ベッド上では腹圧をかけにくく排泄が困難となるため、腹圧をかけやすいようベッドアップや枕を利用して体位を調整します。ベッドアップする場合は、背を少し起こし、膝を曲げる体勢をとれるようにするとよいでしょう。

引用・参考文献
1) 河合千恵子，他：基礎看護技術マニュアル①〈ナーシング・マニュアル 14〉，学研メディカル秀潤社，1988．
2) 原澤茂美，佐々木かほる：床上排泄動作と筋の負担の関係―筋電図学的考察―，日本看護研究学会雑誌（臨時増刊），19：161，1996．
3) 服部恵子，他：看護技術を支える知識に関する一考察―排泄の援助に関する文献を通して(2)―．順天堂医療短期大学紀要，11：72-87，2000．
4) 大森武子，他：仲間とみがく看護技術，医歯薬出版，2010，p.65-69．
5) 有田清子，他：基礎看護学③ 基礎看護技術Ⅱ〈系統看護学講座 専門分野Ⅰ〉，医学書院，2014，p.61-64．
6) 宮脇美保子編：新体系 看護学全書 別巻 看護技術の患者への適用，メヂカルフレンド社，2008．
7) 吉田みつ子，本庄恵子編著：写真でわかる実習で使える看護技術アドバンス，インターメディカ，2017．
8) 藤本真紀子，他監修：看護技術がみえる vol.1 基礎看護技術，メディックメディア，2014．
9) 吉澤 理編：NC ブックス看護技術を根拠からマスターしよう 改訂・増補版，医学芸術社，2004．

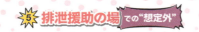

 ## 2 浣腸の途中で患者さんが便意を訴えてきた

手術前の患者さんにグリセリン浣腸を実施したのですが、浣腸液を約1/2注入したときに、患者さんから「便が出そう」「トイレに行きたい」と言われてしまいました。浣腸の途中で患者さんが便意を訴えてきたときは、どのように対応したらよいでしょうか？

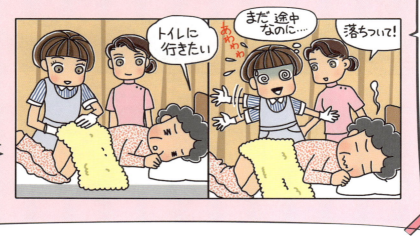

 ### この場面をお助け！

便意を感じると、排便反射によって直腸が収縮し、便が肛門管に送られて内肛門括約筋が弛緩します。その後、横隔膜や腹筋が随意的に収縮して腹圧・直腸内圧が高まり、外肛門括約筋が弛緩して便が排出されます（**図1**）[1]。

浣腸液の注入には、肛門括約筋を刺激して排便を誘発する効果があるので、時に援助の途中で患者さんが便意を訴える場合があります。

この場合は、==患者さんの全身状態を観察し浣腸を直ちに中止します==。外肛門括約筋は自分の意志で収縮・弛緩できるので、「肛門を引き締めてトイレに行ってください」と伝え、トイレに誘導します。

浣腸援助の根拠とポイント！

●浣腸液は体温程度に温める

　浣腸液の温度は、高すぎると腸粘膜への刺激が強すぎて炎症を起こす危険性があり、低いと腸管の毛細血管が収縮して、血圧の上昇や悪心、腹痛を起こす危険性があります。温度は、直腸温よりやや高い40℃前後が適温です[1]。

●浣腸時の体位は左側臥位

　カテーテルを挿入する際は患者さんに左側臥位になってもらうのがベストです。S状結腸は左側にあるため、腸の走行に沿って、浣腸液がS状結腸から下行結腸へ流れやすくなります。しかし、左側臥位になれない患者さんの場合は、仰臥位でもかまいません。安定した体位で挿入することが重要です[2]。

●カテーテル挿入時の注意点

　カテーテル挿入時に患者さんが緊張していると、腹筋に力が入って肛門括約筋が収縮してしまうため、スムーズに挿入できなくなります[1]。挿入時は口呼吸をしてもらい、リラックスして進めるようにしましょう。

　また挿入するカテーテルの長さは、5cm程度とします[3]。成人の場合、挿入する長さが5cm以下になると肛門管内に浣腸液が注入されてしまうため、肛門括約筋が刺激されて便意が早く起こり、液の保留が困難になります。逆に10cm以上カテーテルを挿入すると、S状結腸へ移行する部分の腸壁を損傷してしまう可能性があるので、注意しましょう[1]。

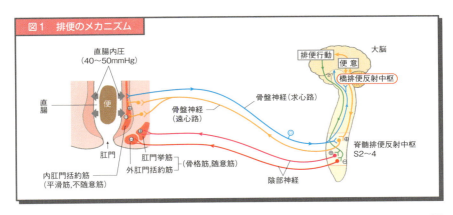

図1　排便のメカニズム

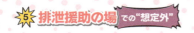

ほかにも起こりやすい想定外！

☀ 高齢の患者さん、処置室での浣腸後にトイレで便器に座る前にがまんできず失禁してしまう

　浣腸液が下行結腸の腸壁を刺激して蠕動運動を起こすまでに3分必要となります。そのため、腹圧をかけずに3〜5分、肛門を閉じていたほうが、浣腸の効果が現れやすくなります。==浣腸液を注入した後にトイレットペーパーなどで肛門部を押さえるようにしてカテーテルを抜き、3〜5分肛門を閉じておくように伝えます==。がまんすることが困難な高齢者の場合は、カテーテルを抜いた後、肛門部をしばらく押さえておくことも方法の一つです。

　便失禁の起こす原因の中で最も多いと考えられているのが加齢による肛門括約筋の衰えです。肛門括約筋には、意識して収縮させることのできる外肛門括約筋と内肛門括約筋があります。このうち外肛門括約筋は自分の意志によって締めたり緩めたりすることが可能な筋肉のため、一度衰えてしまっても鍛え直すことが

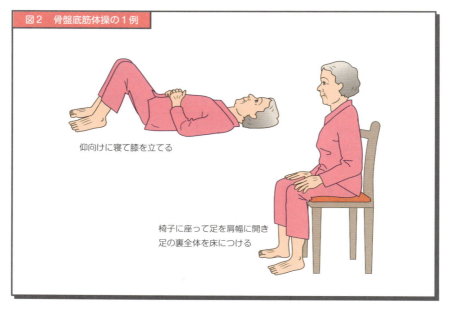

図2　骨盤底筋体操の1例

仰向けに寝て膝を立てる

椅子に座って足を肩幅に開き
足の裏全体を床につける

できます。「骨盤底筋体操（図2）」によって肛門括約筋を鍛えると、便意を催してから便意をがまんできる時間が長くなります。その結果、便意を催してからトイレまでがまんができるようになり、便失禁を減らすことが可能になります。さらに尿失禁に対しても同じ体操で効果が期待できます。

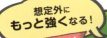

援助時の患者さんの心理に配慮しよう

　排泄援助としての浣腸は、患者さんに不安や苦痛、羞恥心を感じさせないように実施することが大切です。実施前には患者さんにわかりやすく説明しましょう。特に、浣腸前に膀胱内圧を低下させると浣腸液が注入しやすくなり苦痛が緩和されるため、排尿を済ませておくよう伝えます。また、援助前にはカーテンを閉めるなど、プライバシーに配慮することも大切です。さらに事前にトイレを確保したり、トイレまでの歩行が困難な場合はベッドサイドにポータブルトイレや便器を用意するなど、すぐ排泄できるように準備しておきます。患者さんに対する細やかな配慮を心がけましょう。

引用・参考文献
1）松崎有子：事故を防ぐ看護技術：事故やトラブルを防ぐ注意点失敗した時の対処法，医学芸術社，2012，p.48-50．
2）道又元裕：ケアの根拠［第2版］看護の疑問に答える180のエビデンス，日本看護協会出版会，2012，p.80．
3）村中陽子，他編：看護ケアの根拠と技術，医歯薬出版，2013．
4）正木治恵：パーフェクト臨床実習ガイド　老年看護第2版，照林社，2017，p.57．
5）メドトロニックホームページ：専門医からのおはなし生活習慣の改善方法と自宅でできる簡単トレーニング，http://www.oshiri-kenko.jp/doctor/katsuno.php（最終アクセス日 2019/4/16）

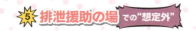

③ 自力体動ができずおむつ着用中の患者さんの尿がシーツまで漏れていた

> 受け持ち患者さんは80歳代で、自力体動が困難なためおむつを着用しています。訪室した際に排泄状態を確認したところ、シーツまで尿汚染が見られました。どうすれば患者さんに負担をかけずに汚染部の交換ができますか？

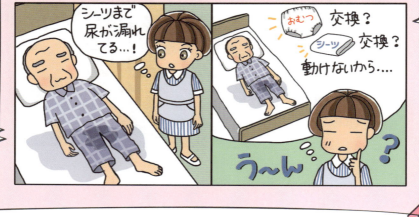

この場面をお助け！

　まず、おむつ交換では患者さんの羞恥心を考慮し、自尊心を傷つけないように、確実で配慮のある介助にすることを意識します。この患者さんのように、おむつからシーツまで汚染が見られた際は、==はじめに新しいおむつに交換して不快感を除去し、効率良くシーツ交換と寝衣交換を行いましょう==。患者さんは自力体動が困難ですので、複数人で行うほうが患者さんの負担も少なく行うことができます。また、漏れを防ぐためには、おむつの当て方や種類の選択（表）を確実に行うことも大切なポイントです。

表　おむつの種類

種類	テープ式	パンツ式	2WAY式
特徴	・臥床患者さんに使用する。 ・ウエストや脚まわりのギャザーにより、もれを防止する。 ・吸収量が多い。	・立位で交換でき、歩行や座ったりできる患者さんに使用する。 ・ウエスト部分のギャザーがしっかりしており、ずれにくい。 ・吸収量はテープ式より少ない。	・立位で交換できるが、そうでない患者さんにも使用する。 ・テープ式とパンツ式の両方の機能をあわせもつ。

 汚染が見られる場合のおむつ交換の根拠とポイント！

● 寝衣交換とシーツ交換も同時に行う

　患者さんにまず側臥位をとってもらい、汚れたおむつを内側に包みながら丸め、手前に引き出します。このとき、湿潤状態の皮膚にダメージを与えないように注意してください。次に、新しいおむつを置き、殿部の清拭を行います（図1）。清拭後に、上方側の汚染した寝衣を外し、新しい寝衣の袖を通し、シーツ交換を半分行います。その後、反対側に側臥位をとってもらい、おむつを装着し、汚染した寝衣・シーツを引き出します。摩擦や圧迫による褥瘡のリスクを高めないよう、おむつはしわのないように広げます。

● おむつの当て方

　おむつは立体ギャザーが肌に密着し、立った状態を保つようにすることが漏れを防ぐポイントです。るい痩のある患者さんの場合、両面吸収タイプの尿とり

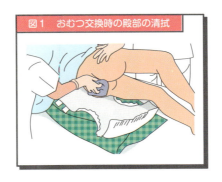
図1　おむつ交換時の殿部の清拭

5 排泄援助の場での"想定外"

　パッドをおむつと肌の隙間を埋める目的で使うこともあります。女性では、尿とりパッドを山型に当て、尿道口と密着させることで漏れを予防できます。
　おむつの中心は身体の中心と一致させ、テープは腰骨に引っかかるように上側は下向きに、下側は上向きに止めましょう。平行に止めると、腰背部に隙間ができやすく、上体を起こした際に腹部を圧迫してしまうことがあるので、注意します。

ほかにも起こりやすい想定外!

✳ 便汚染で手袋が汚れてしまい、殿部洗浄がうまく行えない

　排便後のおむつ交換を実施する際に、おむつ内の便に触れてしまい手袋が汚れてしまうことがあります。その際には、汚れたままの手袋で患者さんや物品に触れないように注意しましょう。この場合は、あらかじめ二重に手袋を装着して実施することで、不必要な汚染を防ぐことができます（図2）。
　汚れたおむつを取り除いた際に汚染された手袋はおむつ除去時に外しましょう。1枚手袋を外しても、もう1枚着用していますので、きれいな手袋で新しいおむつや患者さんの殿部の洗浄が可能となります。そうすることで、患者さんを待たせることなく、効率のよい援助となります。
　殿部に便汚染があるときには、陰部・殿部の洗浄を行い、皮膚の清潔を保つと同時に、皮膚状態の観察もしっかり行いましょう。便や尿による湿潤で皮膚が汚染されると、皮膚バリア機能が低下します。特に便はアルカリ性で、細菌などに

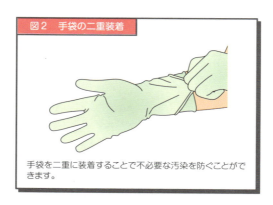

図2　手袋の二重装着

手袋を二重に装着することで不必要な汚染を防ぐことができます。

よって化学的刺激を起こし、損傷や感染を起こしやすくします。また、おむつを装着していることで、摩擦などで容易に発赤が生じやすく、骨が突出している仙骨部は褥瘡の好発部位でもありますので、おむつ交換のたびに、皮膚状態の観察を行ってください。また、ベッド上での排泄を余儀なくされる患者さんは、自分で自由に手を洗うことができないため、排泄後は手浴または温タオルでの手の清拭を実施しましょう。

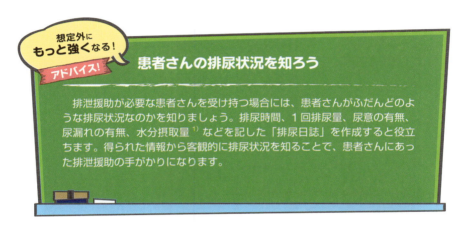

想定外にもっと強くなる！アドバイス！

患者さんの排尿状況を知ろう

排泄援助が必要な患者さんを受け持つ場合には、患者さんがふだんどのような排尿状況なのかを知りましょう。排尿時間、1回排尿量、尿意の有無、尿漏れの有無、水分摂取量[1]などを記した「排尿日誌」を作成すると役立ちます。得られた情報から客観的に排尿状況を知ることで、患者さんにあった排泄援助の手がかりになります。

引用・参考文献
1) 亀井智子編：根拠と事故防止からみた老年看護技術，医学書院，2013，p127．
2) 松浦みゆき："看護"の視点を生かした　高齢者ケアマニュアル，コミュニティケア，13(7)：55，2011．
3) 吉田みつ子，本庄恵子編：写真でわかる実習で使える看護技術 改訂第2版，インターメディカ出版，2013．
4) 医療情報科学研究所：看護技術がみえる vol.1　基礎看護技術，メディックメディア，2014．
5) 村中陽子，他：学ぶ・試す・調べる看護ケアの根拠と実践，医歯薬出版，2005．
6) 吉澤　理編：看護技術を根拠からマスターしよう　改訂・増補版，医学芸術社，2004．
7) 吉田みつ子，本庄恵子監修：写真でわかる基礎看護技術アドバンス，インターメディカ，2016．
8) 深井喜代子編：新体系　看護学全書　基礎看護学　基礎看護技術Ⅱ，メヂカルフレンド社，2017．

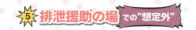

 ## 4 「の」の字で腹部マッサージをしても便やガスが出ない

便秘傾向がみられる受け持ち患者さんから、「お通じがなくて、おなかが張って苦しい」と訴えがありました。腹部を「の」の字にマッサージしましたが、排ガスも排便もありません。患者さんの腸蠕動を促進させ、腹部膨満感を解消するためには、どうしたらよいですか？

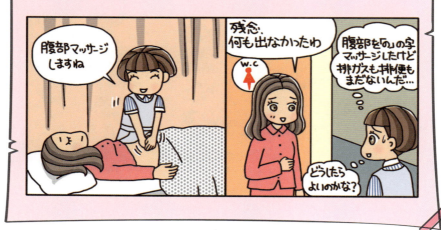

 ### この場面をお助け！

　便秘が続くと腸内に便とガスがたまるため、腹部膨満感の原因となり、腸内の神経や血管を圧迫して腸機能を低下させてしまいます。腸内環境の悪化を招き、便秘を慢性化させる恐れもあります。腹部膨満感の改善には大腸に機械的刺激を与える腹部マッサージが有効ですが、適切な部位の選択と加える圧力がポイントとなります。また、腹部や腰背部の温罨法は腸蠕動を亢進させ、便通を促す[1]といわれています。

　便秘の原因への根本的なアプローチも必要ですが、患者さんが腹部膨満感などによる苦痛を感じている場合には、比較的即効性のあるこれらの援助を実施していきましょう。

90

Point 排便と排ガスを促進するための援助の根拠とポイント！

●腹部マッサージで腸管運動を促進する

腹部マッサージは、腹壁を介して直接的に腸管を刺激することで腸蠕動を促進します。

両手の第2～4指をそろえて腹壁に当て、回盲部付近から左鼠径部に向かって「の」の字回りに大腸の走行に沿いながら、腹壁が2～3cmくぼむ程度の力（約3kg）を部位を変えながら1秒ずつ加えていくと効果的です。これを1回当たり20周連続して行います[2]。また、図1の①～④は大腸の曲がり角で、ガスが貯留しやすい部位です。ここを適度な力で圧迫することで排ガスを促進することができます。ただし、腸の炎症や、腹部に痛みがある場合は行わないようにしましょう。

●温罨法による血流増加が腸の活動を促進する

温罨法は、副交感神経を刺激して腸の運動を促進するため、自然な排ガス・排便を得ることができるといわれています。また、温罨法のような40～60℃の温刺激は胃や腸管の活動を促進する[3]ことが報告されており、便秘の改善に有効だと考えられています。貼用部の皮膚温が4℃程度上昇し、2℃程度の上昇が1時間以上継続する刺激を与えられる方法であればどんな方法でもよいとされており、代表的な方法として、60℃程度の熱布を用いた湿熱刺激、熱布をビニールで包んだ乾熱刺激、蒸気温熱シートなど、様々な方法[3]があり、貼用部位（図2）は腰部でも腹部でもよいとされています。患者さんの皮膚の状態や感覚障害の有無などをアセスメントし、ADLを考慮し、適した方法を選択します。

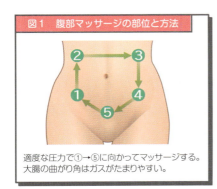

図1　腹部マッサージの部位と方法

適度な圧力で①→⑤に向かってマッサージする。
大腸の曲がり角はガスがたまりやすい。

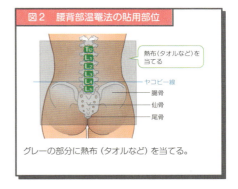

図2　腰背部温罨法の貼用部位

グレーの部分に熱布（タオルなど）を当てる。

5 排泄援助の場での"想定外"

●呼吸法と温罨法で自律神経にアプローチ

　腸蠕動は、自律神経と密接に関係しています。このため、温罨法の実施前に副交感神経を優位にする腹式呼吸を行うことで、効果をあげることが期待できます。簡単な方法として、まず肩の力を抜き、お腹に空気が入るのをイメージしながら鼻からゆっくり4秒間息を吸います。そして8秒間かけて口からゆっくりと息を吐きます。呼吸は、吸気時には交感神経が、呼気時には副交感神経が優位になるため、吸った2倍の時間をかけてゆっくり息を吐くことがポイントです。呼吸法と温罨法を組み合わせ、自律神経にアプローチしてみましょう。また、患者さんがリラックスすることでより副交感神経が優位に働くようになるため、気兼ねなく実施できる環境づくりにも配慮しましょう。

ほかにも起こりやすい想定外！

�է 温罨法などを実施した患者さん、便意を感じトイレに行ったのに排便がなかった

　便意が生じてトイレに行ったのに排便がない場合は、姿勢を工夫してみましょう。トイレで排泄する場合、床に足底をしっかりとつけることで、腹圧をかけやすくなります。また、臥位や立位時は直腸と肛門の角度は鋭角（図3）となり、便が安易に出ない仕組みになっています。トイレで便座に座って前かがみとなり、肘を太ももに乗せて踵を上げる姿勢（図4、5）を取ると、よりいきみやすくなります。

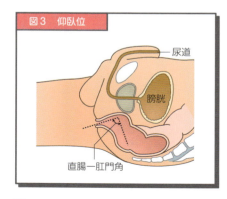

図3　仰臥位

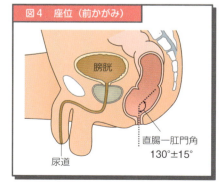

図4　座位（前かがみ）

直腸―肛門角 130°±15°

ただし、腹圧をかけて無理に排便をしようとすると肛門を傷つける可能性もありますので、注意が必要です。

また、便秘の予防や解消には、日々の生活や食事の改善が基本となります。便秘による苦痛への対処も大切ですが、患者さんとともに改善策を見いだせるようにかかわっていきましょう。

飲食に制限がなければ、起床時にコップ1杯の冷水や牛乳を飲んだり、朝食

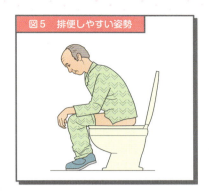

をきちんと摂取することで胃－結腸反射が誘発されます。1日にコップ7〜8杯ほどの水分を摂って便を軟化させることも有効です。また、入院中は運動量が低下しがちなので、病態に影響のない範囲で散歩や体操を取り入れるのもよいでしょう。適度な運動は気分転換となり、便秘の原因となるストレスの緩和にも効果が得られそうですね。

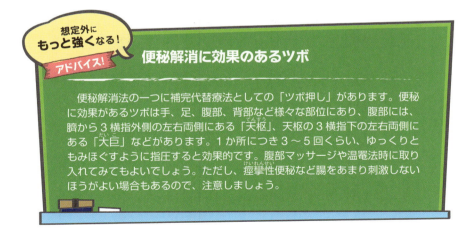

便秘解消に効果のあるツボ

便秘解消法の一つに補完代替療法としての「ツボ押し」があります。便秘に効果があるツボは手、足、腹部、背部など様々な部位にあり、腹部には、臍から3横指外側の左右両側にある「天枢」、天枢の3横指下の左右両側にある「大巨」などがあります。1か所につき3〜5回くらい、ゆっくりともみほぐすように指圧すると効果的です。腹部マッサージや温罨法時に取り入れてみてもよいでしょう。ただし、痙攣性便秘など腸をあまり刺激しないほうがよい場合もあるので、注意しましょう。

引用・参考文献
1）深井喜代子編：基礎看護技術Ⅱ〈新体系 看護学全書 基礎看護学③〉，第3版，メヂカルフレンド社，2014．
2）深井喜代子監：実践へのフィードバックで活かす ケア技術のエビデンス，へるす出版，2006．
3）日本看護技術学会技術研究成果検討委員会温罨法班：便秘症状の緩和のための温罨法Q＆A，Ver.3.0.
https://www.jsnas.jp/system/data/20160613221133_ybd1i.pdf（最終アクセス日：2019/1/9）
4）任和子，秋山智弥編：根拠と事故防止からみた基礎・臨床看護技術，医学書院，2016，p.88-96．
5）任和子，他：系統看護学講座 専門分野Ⅰ 基礎看護技術Ⅱ，医学書院，2017，p.81．

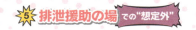

 転倒のおそれがある患者さんから、排泄時に「1人にして」と言われた

受け持ち患者さんは、歩行訓練は開始しましたが、まだ歩行が十分安定しておらず、転倒の危険性も高いです。排尿を希望されたので、付き添ってトイレ誘導を行いました。ズボンや下着を下ろす介助を行い、洋式トイレに座っていただいたのですが、その際に「1人にして」と言われました。どうしたらよいのでしょうか？

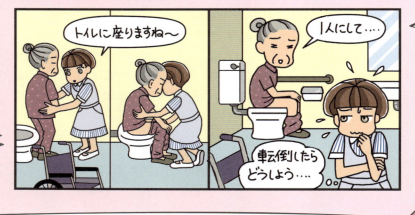

 この場面をお助け！

　安全面から付き添いの必要性を納得していただき、患者さんの後ろに立ち、視界に入らないようにするなど工夫しながら援助を行いましょう。便器の中にトイレットペーパーを敷くなど、音への配慮をすることも大切です。

　トイレに座った際には、安全性を高めるために、足底が床についているか確認しましょう。同時にそれにより腹圧もかかりやすくなり排便・排尿がしやすくなります。手すりなどをしっかり握ってもらいましょう（図）。退室を強く希望された場合は、ナースコールの位置を確認し、排泄が終わったら声をかけるように伝え、時折声をかけて安全を確認しながらドアの外で待機しましょう。

トイレでの排泄援助の根拠とポイント！

●**安全確保を考える**

　歩行訓練開始時期は、患者さんが自分の移動能や座位の能力を正しく評価できていないことがあり、思わぬ転倒をし、大腿骨頸部骨折などの骨折や外傷を起こしたりしますので十分注意しましょう。事前に移動能力、座位能力などをアセスメントしておくとよいでしょう。

●**患者さんの同意を得る**

　患者さんに安全に配慮してそばにいることをきちんと説明し、納得していただくことが重要です。

●**リラックスできる環境づくりと自尊心への配慮**

　排泄行為は精神状態に影響されますので、羞恥心に配慮しプライバシーも確保しましょう。安心でき、清潔な心地よい場所で、ゆっくり排泄できるような、リラックスできる環境を整えましょう。

　また、排泄は自尊感情と深くかかわるものであり、快適な排泄によって身体だけでなく気分も爽快になり満足感が得られます。==特に介助が必要な場合は、患者さんの気持ちを理解し、気持ちが表出しやすいような言葉がけなど、自尊心を尊重した配慮をしましょう。==

　患者さんへの配慮として、トイレでの排泄時は、羞恥心への配慮、保温、臭気防止のために下肢に掛け物をかけることもよいでしょう（図）。

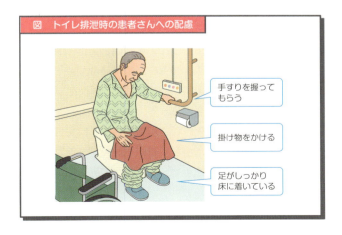

図　トイレ排泄時の患者さんへの配慮

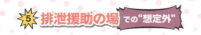

ほかにも起こりやすい想定外!

★患者さんをトイレにお連れしたけれど、中腰でパッドを外しているうちに尿が漏れてしまった

　排尿をきちんと済ませていただきます。その後ベッドに戻り更衣や清拭を行い、寝衣を整えましょう。患者さんは排尿を失敗してしまったと感じているので、心理的配慮も忘れないようにしましょう。

　失禁のある患者さんは排尿日誌をつけて、排尿パターンを把握します。それによって、早めに排尿誘導を行います。たとえば、朝食後、午前のお茶の時間、昼食前、午後のお茶の時間、夕食前、就寝前などと定期的に排尿を誘導することも対策の一つです。患者さんの意向を確認しながら、飲水などの水分摂取と合わせて計画を立てましょう。トイレまでの移動に時間がかかり間に合わない場合は、車椅子などを利用した移動やポータブルトイレの使用を検討しましょう。着脱しやすい寝衣の工夫やリハビリパンツの使用も検討してみましょう。

　また、腹圧性尿失禁や切迫性尿失禁が考えられる場合は、骨盤底筋群訓練（p.84 図2）をしましょう。高齢の患者さんの場合は、この訓練を通して、生活の中に筋力の低下予防の習慣化が図られるとよいでしょう。

★トイレで排泄時、座ってからどのくらいの時間を目安に声をかければよいでしょうか?

　排泄行為は個人差があります。その日の患者さんの状況によって違いますが、普段からトイレで排泄をしている患者さんの場合は、実習指導者さんや病棟看護師さんから状況を確認しておきます。患者さんには排泄が終了したらナースコールで呼んでいただくようにお願いして退出し、15分ほどたってもナースコールがない場合は必ず様子を確認しましょう。

　また、トイレでの排泄に不慣れな患者さんの場合は、安全性の確保のためにもそばに付き添うのが良いですが、どうしても退室を希望された場合は近くで待機していて、動作の音などに注意を払いその様子で声掛けしましょう。通常1回の排尿時間は20〜30秒、長くても1分といわれていますので、それを目安にすることもよいでしょう。

❋ 大腿骨頸部骨折の手術後の患者さんが、患側が非荷重のとき、トイレでの排泄を希望されましたがどうしたらよいでしょうか

　健側を使用し介助にて、ベッドから車椅子、車椅子から洋式トイレへの移動が可能であればトイレでの排泄が可能ですので、安全性を確保するためにも実習指導者さんと一緒に実施しましょう。
　援助のポイントは次のとおりですので、実習指導者さんの動作を確認しましょう。
①車椅子をベッドの健側30°に配置する。
②端座位をとる。
③患者さんの体幹を支え、健側でベッドから立ち上がる。
④援助者は車椅子側の踵を軸にして、患者さんの背部が車椅子側に向くように回転して移動する。
⑤患者さんの腸骨部下方を軽く押し、前傾姿勢をとらせながら車椅子に座ってもらい、援助者も患者さんに合わせて腰を落とす。
⑥洋式トイレへの移動は手すりを利用しながら、ベッドから車椅子に移動した要領で行う。介助は患者さんの機能を活かした介助法で行うことを心がける。

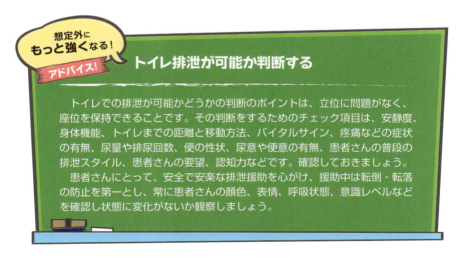

想定外にもっと強くなる！アドバイス！

トイレ排泄が可能か判断する

　トイレでの排泄が可能かどうかの判断のポイントは、立位に問題がなく、座位を保持できることです。その判断をするためのチェック項目は、安静度、身体機能、トイレまでの距離と移動方法、バイタルサイン、疼痛などの症状の有無、尿量や排尿回数、便の性状、尿意や便意の有無、患者さんの普段の排泄スタイル、患者さんの要望、認知力などです。確認しておきましょう。
　患者さんにとって、安全で安楽な排泄援助を心がけ、援助中は転倒・転落の防止を第一とし、常に患者さんの顔色、表情、呼吸状態、意識レベルなどを確認し状態に変化がないか観察しましょう。

引用・参考文献
1）任和子，秋山智弥編：根拠と事故防止からみた　基礎・臨床看護技術，医学書院，p.91，94-95，2017.
2）医療情報科学研究所編：看護がみえる Vol.1　基礎看護技術，メディックメディア，p.92，242，2018.
3）藤野彰子，長谷部佳子編：新訂版　看護技術ベーシックス，サイオ出版，p.143，2015.

活動・休息援助の場 での"想定外"

① 片麻痺のある患者さんの座位が安定しない

右半身麻痺のある患者さんが「座位になりたい」と言うので、ベッドをベッドアップして座位にしました。患者さんのからだが傾かないように、麻痺側（右側）にタオルを置いて固定したのですが、少し時間が経つとからだが麻痺側に傾いてしまいます。患者さんのからだが傾かないようにするためには、どうしたらよいですか？

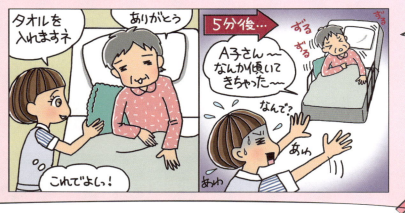

 この場面をお助け！

　麻痺の状態によって多少の違いはありますが、一般的に片麻痺がある患者さんの座位を保持する場合は、ベッドアップ後に、麻痺側（この場合は右）のからだとベッドの隙間に安楽枕やタオルなどをしっかりと入れて、傾くのを防ぎます。ただ置くのではなく、からだの"隙間"にしっかりと入れることが重要です。隙間にしっかりと入っていると、患者さんの安楽にもつながります。枕やタオルの大きさは、患者さんのからだに合わせて使い分けるとよいでしょう。

　麻痺側を固定しても患者さんのからだが安定しない場合は、麻痺側（この場合は右）だけでなく、健側（左）の隙間にもタオルなどを入れると、傾きにくくなります。

体位変換の根拠とポイント！

●麻痺側に傾きやすいのはなぜ？

　片麻痺のある患者さんが座位になると、どうしてもからだが麻痺側に傾きやすくなります。これは、<mark>麻痺側の殿部筋の筋活動が低下（弛緩）して、麻痺側の支持基底面が不安定になっているから</mark>です。

●健側の隙間に注目！

　ベッドとからだの隙間は、麻痺側だけではなく健側にもあります（図1）。片麻痺のある患者さんの座位を固定するためには、麻痺側だけでなく<mark>健側の隙間にも、枕やタオルなどを入れます</mark>。そうするとからだが固定されて支持基底面が広くなり、麻痺側への傾きも少なくなります。

　座位にした場合、からだが下方へずれる危険性もあるため、<mark>足底部に枕や足底板などを置いて下方へのずれを防ぎます</mark>（図2）。この方法は、ずれ防止だけでなく、尖足＊予防にもつながります。

　下方へのずれは、頭側をベッドアップしている間に起こることがあります。「頭を少し挙げる→足元を挙げる→頭をさらに45〜90°に挙げる」の順序でベッドアップを行うと、ずれを防ぐことができます。

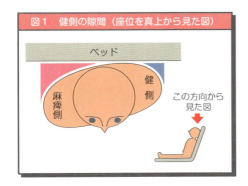

図1　健側の隙間（座位を真上から見た図）

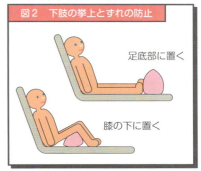

図2　下肢の挙上とずれの防止

＊**尖足**
　足関節が足底のほうに屈曲して拘縮した状態のこと。長期臥床患者に起こりやすい。

6 活動・休息援助の場での"想定外"

ほかにも起こりやすい想定外!

✹ 右麻痺のある受け持ち患者さんを車椅子に移乗する時、関節の動きが少し悪く麻痺側の足首が足の裏のほうへ曲がっていることに気がついた

　患者さんの麻痺側の足首が足の裏のほうへ曲がり拘縮しているような状態を「尖足」といいます。また、関節の動きが悪いことを「関節拘縮」といいます。これは、麻痺のある患者さんや寝たきりの患者さんに起こりやすく、そのままにしておくと、関節が動かなくなり、つま先しか床につけない状態になり、立位になることも困難となります。

　関節は、動かさないとますます動かなくなってしまいますので、関節を日常的に動かすことが大切です。たとえば、できるだけ立たせる、端座位にするなどです。この時、患者さんの足の裏をしっかり地面につけて体重をかけることが大切です。また、関節を温めることで筋肉の伸縮機能も発揮されやすくなりますので、手浴や足浴などをしながら、関節を動かすなどの援助も実施できるといいですね。

　また、良肢位の保持も重要です（図3）[1]。良肢位とは、関節拘縮が起こった場合でも、食事や排泄など日常生活活動を行う場合に支障が少ない肢位のことをいいます。例えば、関節拘縮が起きたとしても、足関節の場合、背屈・底屈を0°に保っておけば足底が床に着きますので、立位にする場合でも、それほど支障がありません。

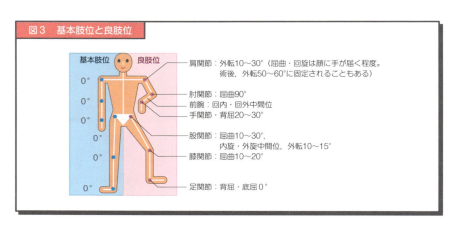

図3　基本肢位と良肢位

✳︎ 高齢の受け持ち患者さん、寝ていることが多いので車椅子に座ってもらったが時間がたつと体がずり落ちてしまう

　高齢者の患者さんは、座る機能が低下してきているため、長時間車椅子の上で過ごすと、骨盤が後方へ倒れ、殿部が前方に滑った「ずれ座り」の姿勢になってしまいます。この姿勢は、仙骨部に荷重がかかって、褥瘡が発生しやすくなります。また、胸郭の可動域を制限してしまい、呼吸機能が低下したり、姿勢が安定しないことによって動作も困難となってしまいます。これらの影響によって疲労も蓄積し、覚醒度の低下や傾眠傾向につながってしまう可能性もあります。

　このような患者さんには、==座位の姿勢に、90°ルール==を用います（図4）。==股関節、膝関節、足関節の角度がすべて90°になるようにクッションなどで姿勢を整える==ことで、褥瘡防止の体圧分散＊とずれ防止につながります。

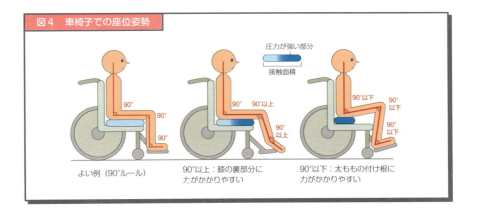

図4　車椅子での座位姿勢

よい例（90°ルール）　　90°以上：膝の裏部分に力がかかりやすい　　90°以下：太ももの付け根に力がかかりやすい

＊体圧分散ケア

　自分で体を動かすことができる患者さんには、15分ごとに腕で体を持ち上げる、机などに前のめりになるなどで、殿部を浮かせて座りなおしてもらうと良いでしょう。自分で体を動かすことができない場合には、30分～1時間おきに看護師が座りなおしの援助を行ったり、患者さんを一度、ベッドに寝かせるなども大切です。

引用・参考文献
1) 深井喜代子編：基礎看護技術Ⅱ〈新体系 看護学全書 専門分野Ⅰ 基礎看護学③〉，メヂカルフレンド社，2015，p.64.
2) 任和子，他：系統看護学講座　専門分野Ⅰ 基礎看護技術Ⅱ　第17版，医学書院，p.96，2017.

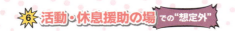

 ベッドアップしたら体位がずれてしまった

受け持ちの80歳代の患者さんは自力で座位がとれません。食事介助をする際、ベッドアップするとからだがベッド下方にずれてしまいました。こんなとき、どのように体位をとったらよいでしょうか？

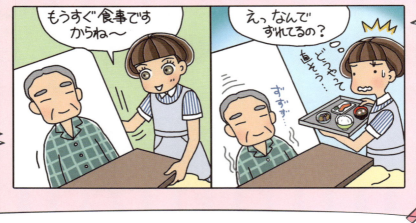

 この場面をお助け！

　まず、患者さんに声をかけて、いったんベッドを下げ、もとの仰臥位に戻しましょう。ベッドアップのまま患者さんをベッド上方に引き上げると、皮膚表面と内部組織のずれが生じ、褥瘡発生の要因となります。また、力まかせに移動するのは看護者の腰痛の原因にもなります。ベッドアップの際は頭部より脚部を先に上げ、上半身が左右に傾かないように、タオルや枕を入れて体位を安定させると良いでしょう。

ベッドアップの根拠とポイント！

● 頭部より脚部を先に上げる

　ベッドアップの際はまず、ベッドの屈曲部と腰や下肢の関節部の位置が合っているかどうかを確認しましょう（図1）。腰部屈曲位置と大転子部、脚部屈曲位置と膝窩部が一致しているかに注意します。確認が終わったら脚部から上げていきます。ベッドの屈曲部が膝下部と合わない場合は、体圧分散枕を使用しましょう。これにより上半身がずり落ちるのを防ぎ、腰部や坐骨結節部にかかる圧力が分散されます。

　次に頭部を上げます。頭部をベッドアップするときは、上体を挙上した角度が90°よりも小さくならないように脚部の角度を調節しましょう。90°以下の角度にすると腰腹部が圧迫を受けるからです。

　意識があり、身体を少しでも動かせる場合は、頭部や肩を動かして自然に腰腹部の圧迫を開放していることがあります。患者さんの様子を確かめながらゆっくり行うと良いです。また、患者さん自身で動かせる部分は最大限使いましょう。そのため、どこまで自力で動けるかを把握しておきます。

● 褥瘡を予防するために

　目的の角度にベッドアップできたら、背中をベッドから離して背中にかかる外力を取り除きましょう（背抜き、図2）。ベッドアップをすると皮下組織に剪断力が生じるので、背抜きを行うことによって皮下組織のねじれ、ひきつれが解消し褥瘡の発生を予防できます。

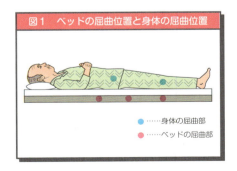

図1　ベッドの屈曲位置と身体の屈曲位置
●……身体の屈曲部
●……ベッドの屈曲部

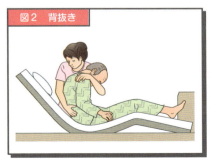

図2　背抜き

103

6 活動・休息援助の場での"想定外"

ほかにも起こりやすい想定外!

✳ 患者さんを上手に動かせられない

ボディメカニクスを活用した援助を行いましょう。

　ボディメカニクスとは、人間の身体構造や機能を力学的視点からとらえたよい姿勢や無理・無駄のない効率的な動作のことをいいます。その原則は「安定性」と「効率性」です（**表**）。

表　ボディメカニクスの原則	
安定性	・重心を低くする ・支持基底面を広くする
効率性	・身体に近づけて支える ・大きな筋肉を使う ・てこの原理と力のモーメント（回転作用）を使う

　具体的な動作は以下のとおりです。
①患者さんの自然な動きを助ける。
②援助者は重心を低くし、支持基底面を広くする。
③患者さんの重心に援助者の重心を近づける（患者さんに近づく）。
④患者さんの関節部を、手のひら全体を使って支える。
⑤持ち上げるなど上下移動でなく、できるだけ手前に引く水平移動を行う。
⑥大きな筋群を使い重心移動を行う。
⑦関節・筋肉への負荷を最小限にする。
⑧羞恥心への配慮をする。

✳ 座位の患者さんのベッドを下げたら、ベッドの下方になってしまった

ベッド上方に引き上げる方法を習得しましょう。

　まず、移動に備え、患者さんの両腕をからだの中央にまとめ、両膝を立ててもらいます。次に患者さんの頸部と腰部の下に手を差し込み、肩甲骨と腰部を抱えもつようにします。実施者は、患者さんに十分近づき、手を深く差し込んで肘を

しっかりベッド面に付け、抱え込む状態にしましょう。それから、患者さんを上方へ移動します。その際、実施者は、足を左右に十分に広げ、患者さんが移動する方向へ足の重心を移動します。移動後には、体位を整え、寝衣類やシーツによじれやしわがないかなどを確認します。

✱ 側臥位での褥瘡予防のために当てていた枕を患者さんが自分で外してしまった

<mark>適切なポジショニングが行えていなかったことが考えられます。</mark>

　ポジショニングとは、患者さんの状態や活動目的に合わせた体位や姿勢を工夫・管理することです。またその状態を安全・安楽に保持することであり、クッションや枕を使用して行います。良肢位を保持することが重要ですが、加えて褥瘡を予防するために、体圧をうまく分散することも必要です。体圧はからだがものに触れている面積が大きいほど分散するため、ポジショニングクッションなどを用いて身体とベッドとの隙間を埋めることが重要です。

　姿勢を整えた後は、必ず患者さんの訴えや表情を観察して、安楽な姿勢かどうか確認し、この例のように患者さんが苦痛を感じているようであれば調整することが大切です。

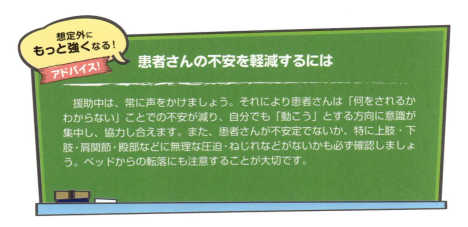

想定外にもっと強くなる！アドバイス！　患者さんの不安を軽減するには

援助中は、常に声をかけましょう。それにより患者さんは「何をされるかわからない」ことでの不安が減り、自分でも「動こう」とする方向に意識が集中し、協力し合えます。また、患者さんが不安定でないか、特に上肢・下肢・肩関節・殿部などに無理な圧迫・ねじれなどがないかも必ず確認しましょう。ベッドからの転落にも注意することが大切です。

引用・参考文献
1）藤野彰子，他：看護技術ベーシックス新訂版，サイオ出版，2015，p283-284.
2）川島みどり監修：ビジュアル基礎看護技術ガイド，照林社，2013，p38.
3）道又元裕監修：最新エビデンスに基づく「ここが変わった」看護ケア，照林社，p9-10，2013.

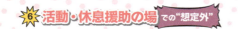

患者さんが点滴をしているときに、検査に呼ばれてしまった

術後の患者さんを受け持っているのですが、患者さんが点滴中に検査に呼ばれたため、検査室へ移送することになりました。点滴をしながら車椅子へ移乗・移送する際には、どのような点に注意すればよいのでしょうか？

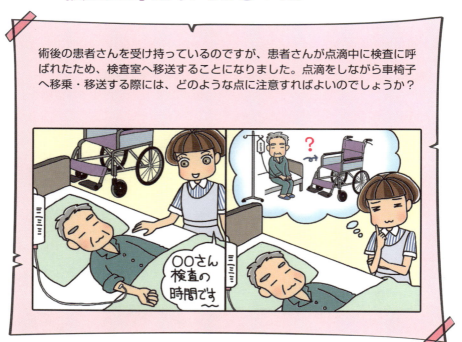

この場面をお助け！

　点滴中の患者さんを車椅子へ移乗・移送する際には、まず点滴の滴下状態や、点滴チューブを確認しましょう。移乗や移送の際には、患者さんの体位や点滴スタンドの高さによって滴下数が変化したり、点滴チューブが絡まったり、引っ張られたりする危険があります。
　また、車椅子移乗の際には、患者さんに深く座ってもらい、フットレストに両足が乗っていることを確認し、安定した座位姿勢で移送することも大切です。

点滴中の車椅子移乗・移送の根拠とポイント！

●**点滴刺入部と輸液の状態を確認しておこう**

　車椅子へ移乗する前に、点滴針の刺入部位に痛みや発赤、腫脹はないか、ドレッシング材は剥がれていないか、滴下はスムーズか、などを確認しましょう。輸液の残量や滴下数も確認し、病室を離れている間に輸液がなくならないように準備しておく必要があります。

　また、あらかじめ点滴スタンドか車椅子に点滴棒を準備し、患者さんが移乗する前に輸液を移動しておきます。この際、点滴チューブの長さが短いと引っ張られてしまい危険です。チューブの長さを確認し、余裕をもたせておきます。車椅子はベッドに対して20～30°の角度に設置するとよいでしょう（図）。

●**体位変換などによる落差への影響に注意**

　患者さんの体位を立位や座位などに変換することで、刺入部と点滴ボトルの落差が変化し、滴下速度が変わってしまう可能性があります。血管から点滴チューブへは末梢静脈圧がかかっているので、血液に薬液が入るためには輸液圧が末梢静脈圧を上回る必要があります。そのため、点滴ボトルの液面が刺入部より80～100cm高くなるようにします。車椅子へ移動したときだけではなく、検査中も刺入部と点滴ボトルの落差が変化する際には、滴下数を確認する必要があります。

●**移送中も点滴チューブは看護者の視界に入るようにする**

　無事に車椅子へ移乗できた後も、移送中に点滴チューブが車椅子の車輪に巻き込まれたり、患者さんのからだの下敷きになってしまうと、チューブの屈曲や接

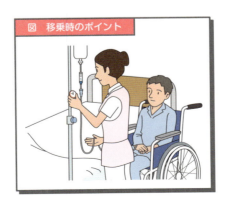

図　移乗時のポイント

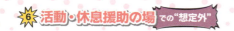

続部のゆるみにつながり危険です。<mark>チューブは患者さんの大腿部の上にまとめておき、常に看護者の視界に入るようにしておく</mark>とよいでしょう。

ほかにも起こりやすい想定外！

❋ 患者さんが使用している輸液ポンプのアラームが鳴っている

　患者さんの使用している輸液ポンプのアラームが鳴った際、指導者さんに報告しなければいけないことはわかっていても、アラームを消してから報告にいくべきか、アラームが鳴ったままで、まず報告に行くべきか迷いますね。

　アラームが鳴った場合には、まず<mark>近くにいる看護師にすぐに「受け持ち患者の○○さんの輸液ポンプのアラームが鳴っています」</mark>と報告をしましょう。その際、<mark>学生自身がアラームを消すことは決してしてはいけません。</mark>

　輸液ポンプは、微量でも大きな影響を与える薬剤を投与する場合に用いることが多いため、アラームが鳴り、一時的な中断でもからだに様々な影響を与える可能性があるためです。また、アラームを消すことで、どのような原因でアラームが鳴ったのかもわからなくなってしまう危険性もあります。しかし、知識としては、どのような状況でアラームが鳴るのかということを知り、輸液ポンプを使用して治療している患者さんへの観察力を身につける必要があります。

表　輸液ポンプのアラームの種類

アラームの種類	観察項目
閉塞	・クレンメや三方活栓の閉塞の有無 ・ラインの屈曲の有無 ・『開始』のスイッチの押し忘れの有無
気泡	・輸液が終了していないか ・ライン接続部のゆるみの有無 ・ライン内の気泡の有無
ドアオープン	・扉の開閉の確認 ・ドアロックレバーの破損の有無
電圧低下	・充電不足の有無 ・バッテリーの劣化の有無

アラームが鳴った際の確認事項（表）としては、機械的な問題の有無、輸液製剤や点滴ラインの問題の有無、患者さんの点滴刺入部の異常の有無、そして、患者さんの症状に変化はないかをしっかり観察してください。

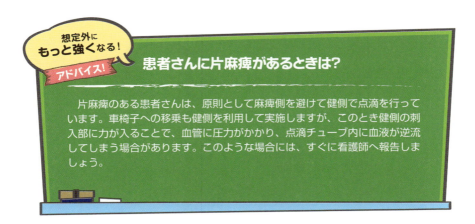

想定外にもっと強くなる！アドバイス！

患者さんに片麻痺があるときは？

片麻痺のある患者さんは、原則として麻痺側を避けて健側で点滴を行っています。車椅子への移乗も健側を利用して実施しますが、このとき健側の刺入部に力が入ることで、血管に圧力がかかり、点滴チューブ内に血液が逆流してしまう場合があります。このような場合には、すぐに看護師へ報告しましょう。

引用・参考文献
1）吉田みつ子，本庄恵子編著：写真でわかる実習で使える看護技術，改訂第2版，インターメディカ，2013．
2）医療情報科学研究所編：看護技術がみえる vol.1 基礎看護技術，メディックメディア，2014．
3）医療情報科学研究所編：看護技術がみえる vol.2 臨床看護技術，メディックメディア，2014．
4）菅原美樹監修：実習・臨床現場で出会う"迷う""困難"な場面の対応，ナーシング・キャンバス，1（3）：6-38，2013．
5）吉田みつ子，本庄恵子監修：写真でわかる基礎看護技術アドバンス，インターメディカ，2016．
6）任和子，他：系統看護学講座　専門分野Ⅰ　基礎看護技術Ⅱ，第17版，医学書院，2017，p.297-298．

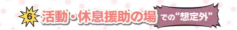

 患者さんに援助を実施しようとしたら、寝てしまっていた

受け持ち患者さんのバイタルサイン測定をしようと訪室したら、気持ちよさそうに眠っていました。寝ている患者さんを起こすのは申し訳ないと感じます。でも、バイタルサインも測定しなければいけないし……どうしたらよいでしょうか？

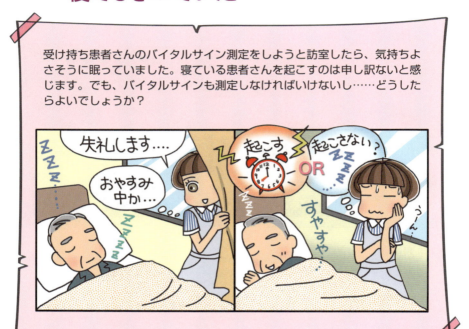

 この場面をお助け！

　まず、この患者さんのバイタルサイン測定がなぜ必要なのかを考えましょう。援助の目的を明確にすることが「今」援助が必要か否かの判断に役立ちます。また、"バイタルサイン測定（援助）をしなくちゃいけない"ではなく、患者さんがどのような状態なのか、何を目標に援助しているのかを整理してみると、援助の優先度が見えてきます。そのような視点で考えると、バイタルサイン測定は、患者さんの現在の全身状態を把握するための援助で、この時点で行う必要があると言えますので、患者さんが寝ていても、そっと声をかけて測定しましょう。

寝ている患者さんへの援助の根拠とポイント！

●患者さんの同意を必ず得る

　気持ちよくおやすみになっている患者さんを起こして援助を実施する際には、寝ているところを起こしてしまう申し訳なさを感じてしまいますね。だからといって、何の声かけもせずに無言で援助をしてはいけません。

　まず、==寝ている患者さんに声をかけ、バイタルサインを測定する必要性を説明し、同意を得ましょう==。今までおやすみになっていた患者さんですので、驚かせないように、声の大きさやトーンに気をつけながら実施します（図1）。

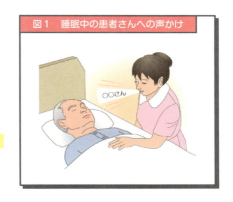

図1　睡眠中の患者さんへの声かけ

●声かけを怠らない

　援助の同意が得られても、患者さんが目をつぶられたままの場合もあるでしょう。その際に、おやすみになっているからといって無言で行うのではなく、次に起こす行動について覚醒されているときと同様に、声かけを怠らずに実施する必要があります。==何のために必要な援助なのかを常に意識しながら行いましょう==。

●援助をあとにすることも考える

　ここではバイタルサイン測定を想定していますが、患者さんの睡眠中に援助を実施するかどうかは援助の目的によって異なります。たとえば足浴を行う予定の時に患者さんが眠っていた場合、足浴の目的から考えると少し時間をおいてから再度訪室して実施するという選択肢もあります。

　昼間の休息が必要な患者さんもいれば、昼間の睡眠は控え、生活リズムを整える必要のある患者さんもいます。==患者さんの状態から、援助の優先度や活動と休息のバランスを考え、患者さんの目指す看護目標なども視野に入れながら、起こすタイミングを検討する必要があるといえます==。

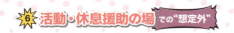

ほかにも起こりやすい想定外!

☀ 訪室のたびに眠っている患者さんを起こしてもいいの?

　患者さんが訪室のたびに眠っているときに、起こすのが申し訳ないと思うことがあると思います。患者さんの活動と休息のバランスについて、どのようにアセスメントするかにより、かかわり方が変わります。

　患者さんの活動と休息に影響を与える、年齢や活動量、夜間の睡眠状況、病状や治療内容と経過、日課や、これまでの生活などの情報から判断する必要があります。

　たとえば、90歳代で午前、午後1時間ずつのリハビリが日課としてあり、夜間の睡眠状態は良好な患者さんが入浴日だとするとどうでしょう。

　この患者さんの場合は、昼夜逆転（図2）している状況ではなく、夜間は良眠されており、年齢から考えても、活動量に比して休息の時間をしっかりとり、治療の一つであるリハビリを充実させることが大切であるとアセスメントできます。この場合は、訪室のたびに眠っていても、休息をとることがこの患者さんには必要と判断できます。

　一方、昼夜逆転している患者さんの場合は、生活のリズムを取り戻すことが看護として必要ですから、訪室のたびに眠っていた場合には、覚醒してもらい、日

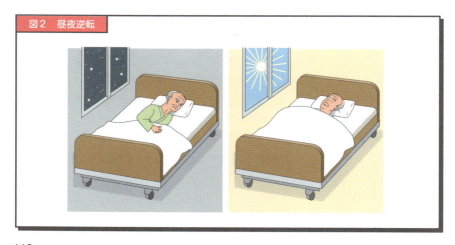

図2　昼夜逆転

中に活動を促すかかわりが必要となります。このように、患者さんの活動と休息をアセスメントし、夜間の不眠がある場合は、その要因が環境の変化からなのか、生活習慣が変化したからなのか、身体的・精神的な要因なのか等を含めて考え、生活リズムを整える援助をする必要があります。

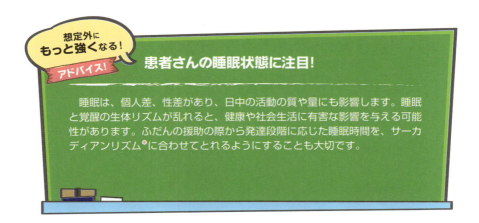

* **サーカディアンリズム**
人間に生まれつき備わったリズムで、ほぼ24時間周期で活動と睡眠を繰り返すこと。

引用・参考文献
1）香春知永，他：系統看護学講座　専門Ⅰ　臨床看護総論，医学書院，2012.
2）深井喜代子編：新体系看護学全書　基礎看護学3，基礎看護技術Ⅱ，メヂカルフレンド社，2014.
3）亀井智子編：根拠と事故防止からみた老年看護技術第2版，医学書院，2016.

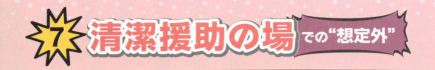

7 清潔援助の場での"想定外"

1 足浴中、適温のはずが患者さんに「熱い」と言われた

受け持ち患者さんの足が汚れていたので、足浴の援助を考え、必要物品を準備しベッドサイドに行きました。患者さんの足にお湯をかけたら「熱い！」と言われ、患者さんはベースンから足を出してしまいました。"熱い？ 火傷させてしまった!?"テキストどおり40℃のお湯を準備したのにどうして熱いと言われてしまったのでしょうか。

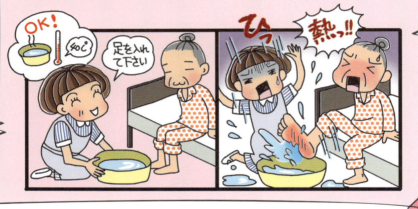

 この場面をお助け!

　特に冬場や冷え性の患者さんでは、足浴の適温とされる40℃でも熱いと感じる場合があります。この場合、==湯温はテキストに書かれている足浴の適温（39〜40℃）よりややぬるめ（37℃程度）のお湯を用意します==。同時にさし湯として、熱めのお湯を用意しておきます。

　最初はぬるめのお湯に患者さんの足を入れ、湯温を確認しながら、患者さんが湯温に慣れてきたところで、==さし湯用の熱いお湯を注ぎ、湯温を39〜40℃程度まで上げていく==とよいでしょう。この方法は、患者さんの好みのお湯の温度に調節することもできるので、患者さんに合った足浴につながりますね。

足浴援助の根拠とポイント！

● **足は冷感を感じやすい**

このような想定外は、冬場に多く起こります。それは、冬場はからだが"冷えている"からです。からだが冷えているということは、体内の血行が悪くなっている状態です。特に体幹に比べて手足の指先などの末端部分は血行が悪くなりやすいため、体温が低下しやすい部位です（図1）。また足先は、ほかに比べて冷感や温感などの感覚受容器が多く集まっているため、冷

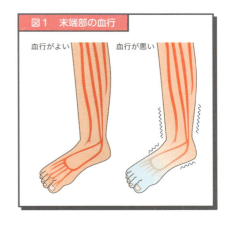

図1　末端部の血行

感を感じやすいのです。冷感が生じていると、お湯が足浴の適温でも体温との温度差が大きいため熱く感じてしまいます。

● **湯と皮膚の熱移動**

足が湯温に慣れてくると、熱く（温かく）感じていたお湯を次第にぬるく感じます。体温より高い温度のお湯に入るとはじめは熱く（温かく）感じますが、しばらくするとからだがお湯の熱を奪うため、次第に湯温をちょうど良く感じるようになります。さらに時間がたつと今度は体温調節機能の放熱により、からだの熱が奪われていき、また湯自体も冷めるため、ぬるく（冷たく）感じるのです。

● **熱い湯でさし湯をする際の注意点**

これらの理由から、冬場や冷え性の患者さんには、ややぬるめのお湯を準備して、熱めのお湯でさし湯をしていくと、最初に「熱い」と感じることもなく、お湯がぬるくなることもありません。入浴介助でも同じようにできますね。ただしこの方法では、お湯は少なめの量（1/3程度）を用意しましょう。

また熱いお湯を入れるときは、お湯が患者さんの足にかからないよう、手で足を保護しながら少しずつ入れていきましょう。最終的に、湯温は39～40℃程度、湯量はベースンの1/2～7分目程度になるように援助できるとよいですね。

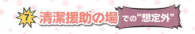

ほかにも起こりやすい想定外！

✳ 高齢の患者さんに疲労回復の目的で足浴を行ったら「疲れた」と言われた

　足浴の効果は、足部の清潔を保ち爽快感を得るほかに、疲労回復、血流の改善、リラックス、安眠などの効果あります。特に入浴ができない患者さんや心臓への負担をかけたくない患者さん、体力の弱い高齢者の患者さんには効果的な援助ですが、方法を誤ると患者さんに負担をかけてしまうことがあります。足浴を行う時間の長さ、お湯の温度、時間帯、体位に気をつける必要があります。

　一般的には、40℃の湯温で15分程度が良い[1]と言われています。時間が長すぎると発汗し、エネルギーを消費し体力が消耗され、疲労感につながる可能性もあります。時間帯は、食後すぐは血行がよくなり胃や腸に血液が集中せず、消化不良や胃もたれなどの原因になることもあるので少し時間をおきましょう。

　体位は、仰臥位や座位で行う場合、患者さんの状態に合わせて枕やタオルなどで安楽な姿勢を保てるように調整したうえで実施しましょう。また実施中も顔色を観察し、「疲れていませんか」などの声掛けも大切です。

✳ 足浴をしているとお湯がすぐ冷めてしまう。また、洗っていると「くすぐったい」と言われる

　足浴の準備に時間がかかってしまったり、室内の温度が低いと、思いのほか早くお湯が冷めてしまいます。また、お湯の中にタオルを入れておくことや足を洗うことでも、冷めてしまいます。

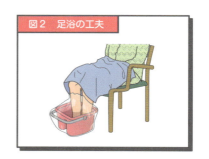

図2　足浴の工夫

　お湯が冷めない工夫として、図2のように、ビニール袋の中にベースンや足浴器と足を入れて、ビニール袋を膝の近くまで上げ、上の部分を少し絞ります。これはお湯が冷めないだけでなく、足の保温にもつながります。室温も24±2℃程度に調整しておきましょう。

　また、足底を洗うときに柔らかい素材を使用したり、洗う圧が弱いと「くすぐったい」と感じることが多いようです。軽石やスポンジの硬い部分で洗うなど

洗う時の圧のかけ方や洗う物の素材などを工夫してみましょう。それでもくすぐったがる場合には、泡立てた石鹸で足を覆ったり、お湯に浸すだけでも汚れが落ちて血行も良くなるので、無理に洗おうとしなくてもよいでしょう。その場合でも、患者さんの観察やこまめな声掛けをして確認をしてください。

✳ 終末期の患者さんの足浴、どのような効果がありますか

　がん末期で意識もはっきりしておらず、下肢にも浮腫が出現している患者さんにベッド上で足浴を実施していました。すると毎日面会に来ているご家族が「気持ちよさそうな顔をしている」と興味を持たれていたので、一緒にケアをしませんかと声をかけ、それ以降積極的にケアに参加してくださり、患者さんの子どもの頃や元気だった頃のお話を聞くことができました。「何もできないと思っていたけれど、こんなこともしてあげられるのね」と、喜んでいました。
　このように、清潔や循環を良くするといった効果だけでなく、==家族のグリーフケアに繋がることもあります==。

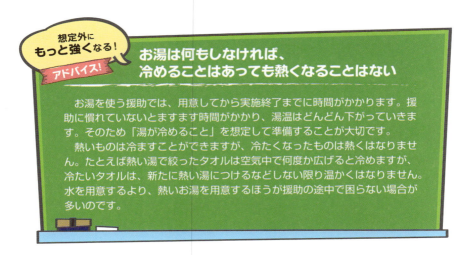

引用・参考文献
1) 金子健太郎, 他：足浴が生体に及ぼす生理学的効果―循環動態・自律神経活動による評価―, 日本看護技術学会誌, 8(3)：35-41, 2009.
2) 任和子, 他：系統看護学講座　専門分野Ⅰ　基礎看護学［3］基礎看護技術Ⅱ, 医学書院, 2017, p.183.
3) 香春知永, 他：基礎看護技術　改訂第2版, 南江堂, 2014, p.278.

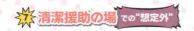 7 清潔援助の場 での"想定外"

2 高齢患者さんの清拭で、たるみがあってうまく拭けない

受け持ちの高齢患者さんは、入浴、シャワー浴が許可されていないため、全身清拭を実施することにしました。物品を準備してウォッシュクロスを絞り、末梢から中枢に向かって圧をかけて拭こうとしたら、患者さんの皮膚にたるみがあって、うまく拭けません。力を入れると皮膚を傷つけてしまいそう……。皮膚にたるみのある患者さんの清拭は、どう行ったらよいですか？

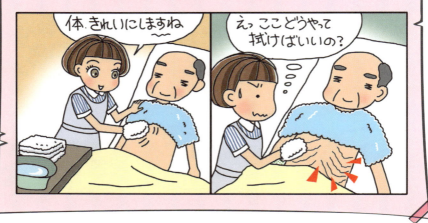

この場面をお助け！

　高齢者の皮膚は加齢により保水力が低下し、弾力が失われるため、たるみやしわができやすく、教科書に記載されている拭き方だけでは、うまく拭くことができません。この場合、==ウォッシュクロスを持っていないほうの手で、皮膚のたるみを伸展させながら拭くようにします==。また、しわのある部位は伸展させたうえで、シワの溝に沿って拭きましょう。

　==援助計画立案時に患者さんの皮膚のはり、弾力、汚染状態などを細かく観察し、拭き方をイメージしておく==と、清拭を始めるときに焦らず実施することができますね。

清拭援助の根拠とポイント！

●**たるみ、しわがある皮膚はダメージを受けやすい**

　皮膚は加齢により新陳代謝が衰えると、皮脂の分泌低下により水分が減少し、また弾力成分のコラーゲンやエラスチンが減少して、弾力性・保湿性が失われます。さらに、筋肉の衰えによって皮下脂肪[*]を支えることができなくなるとともに、皮下脂肪自体が減少することもたるみの原因です。このため、下顎部や、もともと皮下脂肪が多い乳房、二の腕、下腹部、殿部は脂肪の減少によって皮膚がたるみやすくなっています（図1）。弾力性・保湿性が失われた皮膚は全体が薄くなり、乾燥しがちです。外部から受ける衝撃によってダメージを受けやすくなっているため、優しく拭く配慮が必要ですね。

●**皮膚の2面が接触している部分は要注意**

　人間の皮膚は新陳代謝による老廃物の排泄や不感蒸泄によって、何もしていなくても汚染します。特に、上腕内側や腋窩・膝窩・鼠径部・乳房の下部など、皮膚の2面が接触している部位はたるみによってさらに密着し、汚れがたまりやすくなります。ウォッシュクロスを持っていないほうの手のひら全体を使って優しく伸展したり、支えるように持ち上げたりして、ていねいに汚れを拭き取りましょう（図2）。このとき、皮膚をつまみあげたりすると皮膚の損傷や内出血の原因になるだけでなく、患者さんの自尊心を傷つけてしまう可能性があるので、注意しましょう。

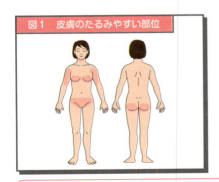

図1　皮膚のたるみやすい部位

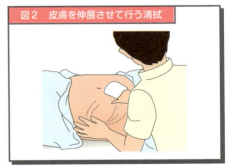

図2　皮膚を伸展させて行う清拭

＊**皮下脂肪**
　真皮と筋膜の間にある脂肪組織。加齢に伴い減少する。

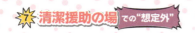
ほかにも起こりやすい想定外!

☀ 患者さんに清拭を断られてしまった

　清潔保持のために清拭は必要ですが、断られた場合に何度も勧めると患者さんが気を悪くすることも考えられます。このような場合、まず患者さんが断る理由を考えましょう。高齢者は、視覚機能や四肢の可動性、巧緻性の低下によりセルフケアが難しくなることで、清潔行為に消極的になったり、意欲や関心が乏しくなってしまう場合があります。そのうえ、体調が悪かったり、前回清拭をした際に疲労した、寒かったなどネガティブな体験があると、よりいっそう気が進まなくなってしまいます。患者さんが「したくない」と感じた原因を考え、対策を立ててもう一度提案してみましょう。

　前回の清拭で患者さんが疲労してしまったようであれば、清拭にどれくらい時間がかかったのか、体位は適切であったのかなどを振り返り、患者さんの病態やセルフケア能力をもとに改善点を考えましょう。

　疲労軽減のためには単に時間を短縮すればよいだけでなく、体力の消耗を避ける工夫が必要です。たとえば、熱いタオルで清拭をした後は乾いたタオルで水分をしっかり拭き取り、気化熱によって熱が奪われてエネルギーが消耗するのを防ぎましょう。同じ理由で、室温は23〜25℃とし、気流が生じないように窓を閉めましょう。からだにバスタオルなどをかけて保温したり、手を温めておくなどの配慮も必要です。様々な方法を組み合わせ、患者さんに適した援助を提供していきましょう。

☀ 高齢患者さんから、清拭後、皮膚が乾燥してかゆみがあるとの訴えがあった

　高齢者の皮膚は角質層の水分保持能力の低下により、乾燥しやすい状態にあります。熱布清拭時にごしごしこすったり、清潔援助後の保湿ケアが不十分だと、皮膚の乾燥が助長され、瘙痒感が生じます。また加齢によりバリア機能が低下して皮膚が菲薄化、脆弱化していますので、皮膚障害や損傷の予防が必要です。

　皮膚の汚れを落とすためには、石けんなどの洗浄剤を使用するのが一般的です。しかし高齢者の皮膚では、汚れとともに皮脂膜まで取り除いてしまい、さらなるバリア機能の低下を招き、悪循環となってしまいます。石けん類は弱酸性で、な

るべく低刺激のものを選びましょう。保湿剤入りの清拭剤を使用するのもよいですね。また、高齢者の皮膚は損傷しやすいため強くこすったりせず、優しく押さえるように拭いたり、十分な泡で包むように洗うようにしましょう。

清拭後は、皮膚が乾く前に保湿外用剤（尿素軟膏、ヘパリン類似物質など）を塗布することで、効果的に保湿できます。患者さんが市販のボディクリームなどを持参している場合は、希望に応じて使用しましょう。保湿を行う際にも、皮膚をこすらないように優しく塗布することが大切です。

これらのケアで患者さんが心地よさを感じられると、清潔援助への意欲が高まり、提案した援助が受け入れられやすくなることが期待できます。

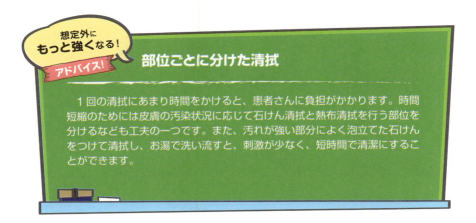

想定外にもっと強くなる！アドバイス！

部位ごとに分けた清拭

1回の清拭にあまり時間をかけると、患者さんに負担がかかります。時間短縮のためには皮膚の汚染状況に応じて石けん清拭と熱布清拭を行う部位を分けるなども工夫の一つです。また、汚れが強い部分によく泡立てた石けんをつけて清拭し、お湯で洗い流すと、刺激が少なく、短時間で清潔にすることができます。

引用・参考文献
1）任和子，他：系統看護学講座　専門分野Ⅰ　基礎看護技術Ⅱ，医学書院，2013.
2）北川公子，他：系統看護学講座 専門分野Ⅱ 老年看護学，医学書院，2017，p.190-194.
3）吉田みつ子，本庄恵子編：写真でわかる実習で使える看護技術，インターメディカ，2010，p.132-133.

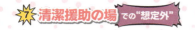

3 患者さんの指が拘縮していて手浴がうまくできない

麻痺のある患者さんの手掌内に垢がたまっていたので手浴をしようとしましたが、手指が握り込まれていて手が開きません。無理に開こうとすると患者さんが痛がって「やめてくれ」と言われてしまいました。拘縮している手の手浴はどう行ったら良いですか？

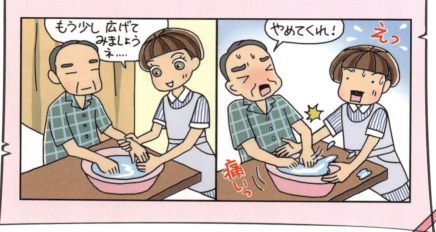

この場面をお助け！

まずは、ぬるめのお湯にしばらく手を浸けましょう。麻痺側の手首を屈曲させると指を伸展させやすくなります。しばらく経ったら痛みが起きないように、指を一本ずつゆっくり伸展させて洗いましょう（図1）。洗面台で患者さん自身が行う際は、肘が洗面台に乗るようにすると安定して行うことができます。また、母指球を介助者の指腹で軽く圧迫してから、母指を軽く背屈すると、指はさらに開きやすくなります。

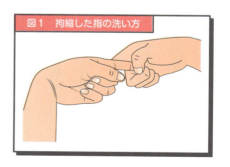

図1 拘縮した指の洗い方

拘縮した手の清潔援助の根拠とポイント！

● **筋の緊張を和らげながら行う**

　拘縮とは、皮膚・筋肉などの関節周囲の軟部組織の収縮によって発症し、それにより関節の動きが制限された状態のことをいいます[1]。手指関節は屈曲位、手関節は掌屈位に拘縮します。これは手を曲げる筋肉と伸ばす筋肉のバランスが異なるために起こる現象です。

　拘縮の強い患者さんの手浴は無理に指を開かせようとせず、筋の緊張をほぐしながら行いましょう（図2）。手浴の際に湯につけておくと、皮膚の汚れが落ちやすくなるだけでなく筋の緊張が和らぎ、関節運動が行いやすくなります。また、完全に開かない場合は、痛みがない範囲に留めましょう。洗い終わったら、指の間に水分が残らないように十分拭き取ってください。現場ではドライヤーを用いることもあります。麻痺側は知覚障害があるので、介助者の手を添えるなどして温風の温度を確認しながら行います。

● **拘縮を予防するために**

　肩関節は内転・内旋位、肘関節は屈曲位に拘縮してしまいます。洗面台に手を乗せるためには、麻痺側の肩や肘の関節可動域の確保も必要です。肩から手にかけて毎日ストレッチを行うことを心がけましょう。

　拘縮予防のため、ハンドロールを用いることがありますが、脳の変性疾患の場合、把握反射が出現するため、余計に握り込んでしまい逆効果になることがあるので注意します。

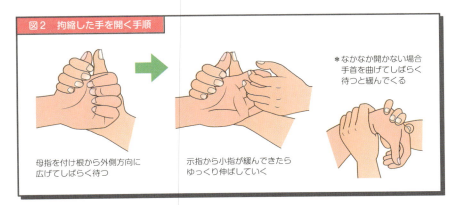

図2　拘縮した手を開く手順

母指を付け根から外側方向に広げてしばらく待つ

示指から小指が緩んできたらゆっくり伸ばしていく

＊なかなか開かない場合手首を曲げてしばらく待つと緩んでくる

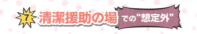

ほかにも起こりやすい想定外!

✱ 患者さんが片側の上肢にギプスを巻いているため、片方の手しか手浴することができない

　手指は身体のなかでも汚染されやすい部位であり、接触感染の原因になるため、食事の前後や排泄後などは拭くだけでなく可能なかぎり洗い流す方法で清潔を保ちます。もしギプスを装着しており洗い流すことが難しければ、除菌が目的であれば消毒薬入りウェットティッシュで代用します。ただし、ウェットティッシュの汚染除去率は手浴の半分程度であることに留意しましょう。

　手浴は手を清潔に保つためだけでなく、循環促進やリラックス効果を得る目的でも行われます。片側の手しか行えなくても交感神経のはたらきを抑制することで反対側の手の痛みも緩和する効果があるといわれています。これらの効果を期待する目的で、片方の手だけでも手浴を実施しましょう。

　手浴のポイントとして、爪や指間は汚れがたまりやすく洗い残しの多い部位であり、また片方の手だけでは手洗いが困難で汚れがたまりがちであることから、垢や細菌を残留しにくくさせるために手指を2～3分程度湯に浸けましょう。起床後や食事後に手浴を行うとよいでしょう。

✱ 長期臥床患者さんに手浴を実施しようとしたら、肘があがらず手が届かない

　長期臥床患者さんにベッド上で手浴を実施するために、ファーラー位にしてオーバーテーブル上のベースンに手を浸けようとしても、ベースンの高さまで肘があがらなければ手指が湯の中に入りません。長期臥床患者さんは、肘関節や肩関節が拘縮しやすく肩関節の可動域が狭い場合もあるため、無理やりベースン内に手指を入れようとすると、体勢を維持できずに腕が滑り落ち、ベースンをひっくり返す可能性があります。

　このような場合は、肘の下にクッションを挿入し、大腿の横にベースンを置いて手浴を行いましょう。さらに、側臥位にすることで上側の手指を湯に浸けることができます（図3）。もしベースンが固定しにくければピッチャーにビニール袋を被せて代用することもできます。または、ビニール袋の中に適温に浸したタオルを入れ、そのタオルで手指を包むようにすると、湯に浸けた状態に近づける

124

図3 長期臥床患者さんの手浴

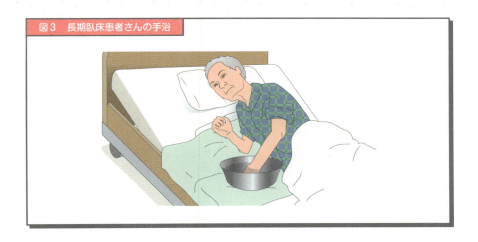

ことができます。2〜3分置いて洗浄するとよいでしょう。

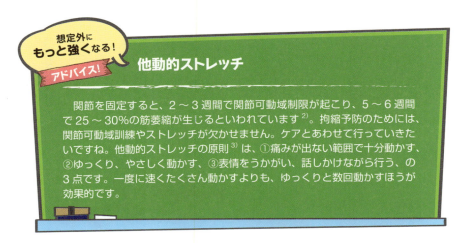

想定外に もっと強くなる！ アドバイス！

他動的ストレッチ

　関節を固定すると、2〜3週間で関節可動域制限が起こり、5〜6週間で25〜30%の筋萎縮が生じるといわれています[2]。拘縮予防のためには、関節可動域訓練やストレッチが欠かせません。ケアとあわせて行っていきたいですね。他動的ストレッチの原則[3]は、①痛みが出ない範囲で十分動かす、②ゆっくり、やさしく動かす、③表情をうかがい、話しかけながら行う、の3点です。一度に速くたくさん動かすよりも、ゆっくりと数回動かすほうが効果的です。

引用・参考文献
1) 稲川利光, 齋竹一子：QOL向上につなげる ベッドサイドリハビリテーション実践ガイド, 学研メディカル秀潤社, 2012, p.75.
2) 前掲書1), p.74.
3) 田口芳雄：脳卒中リハビリガイド 生活の質を高める100のコツ, 学習メディカル秀潤社, 2008, p.121.
4) 村中陽子, 他：学ぶ・試す・調べる 看護ケアの根拠と技術, 医歯薬出版, 2013, p.74.

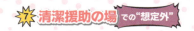

4 入浴介助中、濡れているからだを支えようとして手が滑ってしまった

入浴介助中に患者さんがシャワーチェアから立ち上がろうとしたので支えようとすると、からだが濡れていて手が滑ってしまいました。患者さんが浴室の中を移動するときも、つかむところがなくてどこを支えていいかわかりません。入浴介助中に患者さんを支えるときはどうしたらよいでしょうか。

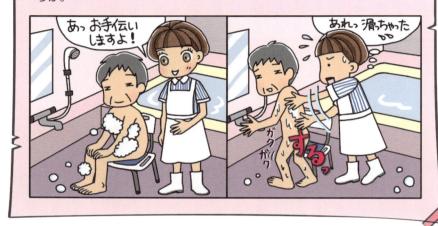

 この場面をお助け!

入浴時は、着衣など介助者がつかめるものを身につけていません。そのため、まず<mark>手が滑らないよう患者さんについた洗浄剤の泡をていねいに洗い流しましょう</mark>。手すりやタイルも洗い流し、立位になるときは介助者が支えるだけでなくつかまってもらいます。<mark>浴室内の歩行時は、腰や脇の下、手首などを両手で支えます</mark>[1]（図1）。

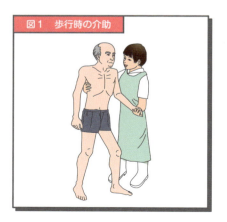

図1　歩行時の介助

入浴介助の根拠とポイント！

●手すりを利用して介助する

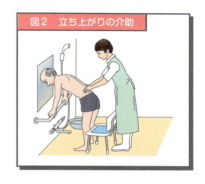

図2　立ち上がりの介助

　からだを洗うのは、できるところは患者さん自身に行ってもらいます。洗う順番は習慣や好みを尊重しますが、立位で洗う殿部や大腿後面は最後にすると、立ち上がる回数を減らせます。また、患者さんが手すりを把持する位置、手すりとシャワーチェアとの距離が適切であると、立ち上がり動作が容易になり姿勢が安定します（図2）。
縦手すりは上下運動、横手すりは座位の保持・移動、L手すり（図3）はその両方をサポートする機能があり、浴槽内からの立ち上がりに使用します。

●洗い残しに注意

　洗い残しやすいのは、腋窩、鼠径部、陰部のほか、たるみにより皮膚どうしが接しているところです。皮膚を伸展させながら洗浄し湯をかけましょう。また、片麻痺の患者さんは非麻痺側の腕から手、背部を洗い流すことは困難ですので、その点も注意して介助します。

　シャワーの湯は、温度を確認してもらってから、手や足もとから膝、大腿へとかけていき、肩（上）から殿部（下）に泡が流れるように洗い流します。

●タオルやエプロンで患者さんや自身の濡れを防ぐ

　脱衣所に向かう前にからだの水分をよく拭き取ります。拭き取りが難しい殿部

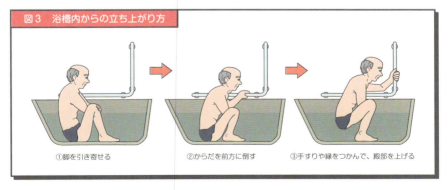

図3　浴槽内からの立ち上がり方

①脚を引き寄せる　　②からだを前方に倒す　　③手すりや縁をつかんで、殿部を上げる

127

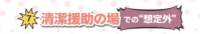

や大腿部後面の水分は、椅子や車椅子にタオルを敷いておくと、座っている間に吸収できます。また、濡れることを気にして、患者さんとの距離が離れてしまうと安全が守れません。エプロンは、足もとが覆われるくらいの長さにするとよいでしょう。

ほかにも起こりやすい想定外！

✽ 入浴介助中、患者さんを座位にして背中を上から下へ洗っていると、急に立ち上がり転倒しそうになった

　背中を上から下に向かって洗っていたため、患者さんは"次は殿部を洗ってくれるのだな"と思い、殿部が洗いやすいよう立ち上がったのだと考えられます。しかし、特に浴室内など足場の不安定な場所では、不意の動作が転倒などにつながるおそれがあります。このような事故を避けるためにも、次にどの部位を洗うのか、どのように身体を動かしてほしいのかをそのつど患者さんに説明しながら入浴介助を行いましょう。手元にばかり集中せず、鏡に映る患者さんの表情を確認したり、シャワーを持つ手とは逆の手で患者さんに軽く触れておいたりすることで、患者さんの動きを察知しやすくなります。立ち上がろうとする様子がみられたら、肩に手を置いて顔を見て名前を呼びましょう。背後から大きな声を出すと患者さんが驚いて振り向きバランスを崩してしまうので注意しましょう。

　なお、シャワー浴の際に足浴も併せて実施する場合がありますが、患者さんが自分で危険を認識できないような場合や、援助に慣れないうちは、2つの援助を同時に行うことは避けましょう。

✽ 患者さんが浴槽から出ようとしたら気分不良を訴えた

　入浴すると、からだが温まることで全身の血管が拡張し血流が豊富になります。また、からだに水圧（静水圧）がかかることで静脈還流が増加し、それに伴い心拍出量も増加するため脳血流量が増加します。この状態で浴槽から出ようと立ち上がると、静水圧が急になくなり、重力の影響で血液が下半身にとどまることで脳血流が一気に減少するため、めまいや立ちくらみ、吐き気などの症状を起こします。

患者さんが浴槽から出るときに気分不良を訴えた場合は、一人で移動させようとはせず、浴槽のへりに腰掛けさせたり、浴槽の栓を抜いて浴槽内で安静にさせたりして休ませましょう。また予防策として、浴槽から出る前に上肢を浴槽から出し、冷水をかけ末梢血管を収縮させることで、急激な血圧低下を防ぐことができます。

　入浴時に気分不良を起こさないためには、食後や運動直後の入浴は避けましょう。また、リスクがある場合は静水圧の影響のないシャワー浴を選択するのがよいでしょう。そのほかにも、温度の変化による血圧変動を防ぐために、脱衣室や浴室の室温を26〜28℃に温めておきましょう。空調設備が整っていなければ、冬期は入浴の10分ほど前に浴槽の蒸気で浴室を温め、夏期は高温になりすぎないよう換気を行います。

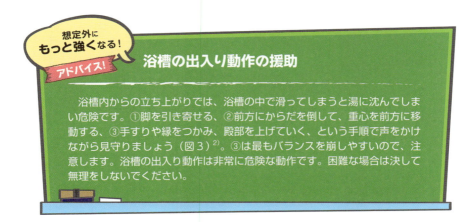

想定外にもっと強くなる！アドバイス！

浴槽の出入り動作の援助

　浴槽内からの立ち上がりでは、浴槽の中で滑ってしまうと湯に沈んでしまい危険です。①脚を引き寄せる、②前方にからだを倒して、重心を前方に移動する、③手すりや縁をつかみ、殿部を上げていく、という手順で声をかけながら見守りましょう（図3）[2]。③は最もバランスを崩しやすいので、注意します。浴槽の出入り動作は非常に危険な動作です。困難な場合は決して無理をしないでください。

引用・参考文献
1）田口芳雄：脳卒中リハビリガイド 生活の質を高める105のコツ，第2版，学研メディカル秀潤社，2014，p.49．
2）前掲書1），p.51．
3）村中陽子，他：学ぶ・試す・調べる 看護ケアの根拠と技術，第2版，医歯薬出版，2013，p.80-81．
4）川島みどり監：学生のためのヒヤリ・ハットに学ぶ看護技術，医学書院，2011，p.62-65．

129

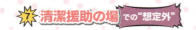

 洗髪援助中に
患者さんの寝衣を濡らしてしまった

床上安静の指示があり、入浴、シャワー浴が許可されていない患者さんに、ケリーパッドを使用して洗髪を行うことにしました。実施中、患者さんから「首の後ろが冷たい」と言われ、確認すると寝衣が濡れていました。こんなとき、どうすればよいでしょうか？

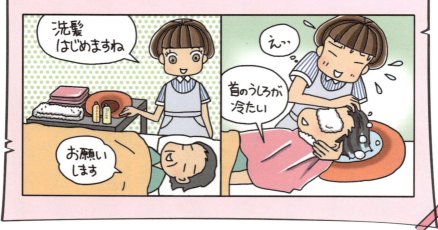

 この場面をお助け！

　洗髪台まで移動できない患者さんには、ケリーパッドや洗髪車を用いて床上で洗髪を行いますが、洗髪の際、頸部に巻いたタオルがケープからはみ出ていると、毛細管現象により温湯がタオルを伝って寝衣を濡らしてしまいます。寝衣が濡れると患者さんが不快に感じるだけでなく、気化熱により体温が奪われて体力を消耗させてしまいます。準備段階で寝衣を濡らさない工夫をするとともに、もし濡らしてしまった場合は保温のための対処が必要です。

床上での洗髪援助の根拠とポイント！

● **寝衣を濡らさない工夫をしよう**

　治療上の制限により入浴やシャワー浴ができない、自力での頭皮・頭髪の清潔保持が困難などの場合、洗髪援助が必要になります。その際、寝衣を濡らさないためには、洗髪の準備でケープを付けるときにまず患者さんの寝衣の襟元を広げ、襟を内側に折り込む必要があります。そして、縦長に折ったフェイスタオルを患者さんが苦しくないように多少のゆとりをもたせて頸部に巻き、外側からタオルが見えないようにケープを付けます（図1）。このとき、タオルの端を内側に挟み込んでおくと、洗髪中にタオルが緩んでしまうのを防ぐことができます（図2）。

● **気化熱による体力の消耗を避ける**

　洗髪は、温湯の使用により気化熱が生じる（水1gの蒸発につき約0.58kcalの熱が奪われる）ため[1]、保温への配慮が必要です。寝衣を濡らしてしまった場合、患者さんが寒気を感じて不快であるばかりでなく、体温維持のためにエネルギーを消費することから、体力の消耗につながります。寝衣を濡らしてしまったときは、焦らずに手早く洗髪を終了させ、寝衣を交換しましょう。

　可能であれば、適切な大きさに畳んだタオルを濡れた寝衣の上に敷いて洗髪を続行することもできますが、予定外の負担をかけることになります。やはり寝衣を濡らさないよう、事前にしっかり準備しておくことが重要ですね。

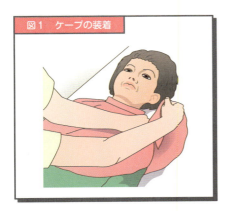

図1　ケープの装着

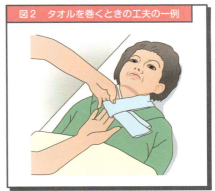

図2　タオルを巻くときの工夫の一例

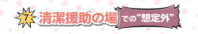

ほかにも起こりやすい想定外!

✳ 安静期間が長かった患者さん、頭皮の汚れが強くてシャンプーが泡立たない

　泡には、汚れをはがし取り、包み込む作用があります。洗髪においても、十分な泡で汚れを浮かせ、洗い流すことで洗浄効果が得られます。また、泡が立つ濃度と洗浄力が出る濃度はほぼ同じであることから、泡立ちが洗浄力の目安と考えられています。しかし、頭髪・頭皮の汚れが強くべたついている場合などは、1度の洗髪では泡立ちが悪く、十分に汚れを落とせません。このような場合、湯をかけてシャンプーを毛髪になじませると泡立ちやすくなることがあります。それでも泡立たない場合は、患者さんを消耗させないように注意しながら、手早く2度洗いを行いましょう。1度目の洗髪である程度の汚れが落ちるため、2度目の洗髪は泡立ちやすくなります。また、消耗しやすく2度洗いができない患者さんの場合は、シャンプーをやや多めに使い、援助者の手でよく泡立ててから頭皮・頭髪になじませるようにしましょう。

　しかし、洗いすぎは必要な皮脂まで落としてしまうため頭皮が乾燥し、フケが出やすくなったり、多めに使用したシャンプーのすすぎ残しはかゆみなどの頭皮トラブルを招く原因となります。洗髪前に十分なブラッシングを行って毛髪の絡まりやほこり、抜け毛を取り除いておくことで、湯通りがよくなりシャンプーが泡立ちやすくなるため、患者さんへの余分な負担を軽減することができます。その時の頭皮・頭髪の汚れの度合いを見て、援助方法を考えていきましょう。

　また、長期間洗髪ができなかった患者さんの場合、洗髪中に「かゆいので強くこすってほしい」と希望される場合がありますが、強く擦りすぎると頭皮が傷つき、皮膚がはがれてバリア機能が落ちることで頭皮トラブルを引き起こす原因となります。患者さんにかゆい部分や力加減を確認しながら、指腹でマッサージするように洗うとよいですね。

❋ 洗髪台まで移動できる患者さんの洗髪、どんなことを基準に洗髪方法を決定すればいいの？

患者さんが洗髪台まで移動できる場合は、日常の生活習慣を考慮し、リクライニングチェアを使用する方法や頸部を前屈した座位で洗髪を行う方法などから選択します。前屈位での洗髪は後頸部の圧迫による回転性めまいや後頸部痛（美容室症候群、椎骨動脈解離）などのリスクを避けたい患者さんや、足底が床に付き、前傾姿勢での座位が安定する患者さんに適しています。ただし、呼吸困難がある場合や、顔面に水滴がかかるのを避けたい患者さんには不向きです。また、狭心症などの虚血性心疾患の患者さんでは、胸腔内圧の上昇が冠血流量を減少させて虚血発作を起こしやすいため[1]、避けたほうがよいでしょう。患者さんの状態をしっかりアセスメントしてから体位を選択するとよいでしょう。

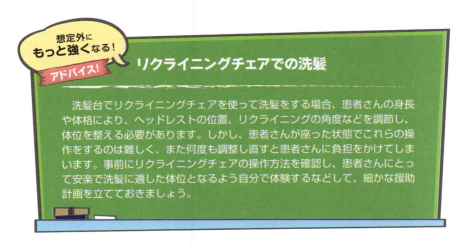

引用・参考文献
1）任和子，他：系統看護学講座　専門分野Ⅰ　基礎看護技術Ⅱ，医学書院，2017，p.173.
2）藤野彰子，他監修：看護技術ベーシックス　改訂版，医学芸術社，2009，p.212.
3）吉田みつ子，本庄恵子編：写真でわかる実習で使える看護技術，インターメディカ，2010，p.157-162.

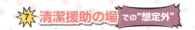

⭐6 洗髪をしようとしたら、患者さんが小柄で洗髪台に頭が届かなかった

受け持ち患者さんが車椅子で移動できるようになったため、洗髪台での洗髪を計画しました。車椅子に座り洗髪台に前傾姿勢をとってもらったところ、患者さんが小柄で頭がシンクに届かず、からだも思うように前方に傾けることができませんでした。こんなときどうすれば良いのでしょうか？

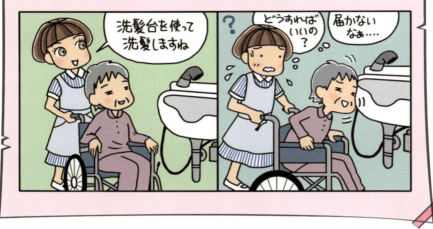

 この場面をお助け！

　洗髪は、患者さんの病状に合わせて方法・場所・体位を判断し、選択する必要があります。この場面では、「お湯が使える」「首を曲げられる」「移動・座位保持が可能」なので、洗髪台またはシャワー・浴室での洗髪を選択します（図1）。車椅子での移動が可能になってまもないことから、洗髪台の選択は適切な判断といえます。

　小柄な体格の患者さんは、座高が低いため、車椅子の座面に厚めの座布団などを入れ、高さを調整すると良いでしょう。調整することで上半身の前屈も容易になります。

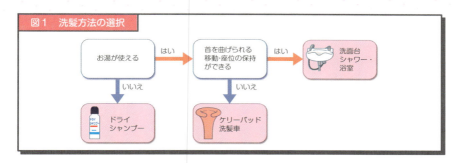

洗髪援助の根拠とポイント!

●健康時の習慣に近づけるように配慮する

洗髪には毛髪に付着したほこりや垢などの汚れ除去と、かゆみや悪臭予防の効果があります。また、身だしなみを整えることで爽快感が感じられ、回復意欲も高めます。しかし、頭髪の汚れやかゆみが不快であっても、洗髪は患者さんが最も依頼しにくいこととも いわれています[1]。

かゆみや悪臭の原因となる遊離脂肪酸は前回洗髪後72時間以降に増加し、不快感も強くなるという実証報告[2]もあるので、3日に1度の割合で洗髪を実施することが望ましいでしょう。患者さんの病状に合わせて洗髪方法を選択し、健康時の習慣に近づける配慮が必要です。

●安楽な体位と温度調節に注意

お湯を使用して洗髪する際は、生理的範囲内の一過性の体温上昇と心拍数の増加が起こります。つまり、交感神経系の活動が促進され、安静時に比べエネルギー代謝量が増加するので、患者さんに苦痛や負担をかけないための工夫が必要です。特に、姿勢の保持による過剰な筋肉への負担を防止するためにも、患者さんの足を床につけて安定させ、椅子の

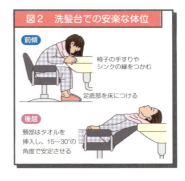

手すりやシンクの縁をつかんで頭部を支えられるようにします（図2）。

また、シャワーで熱湯や冷水をかける事故が起こらないように、シャワーの使い方を確認し、必ず適温（39〜41℃前後）であることを自分の皮膚で点検してから実施しましょう。

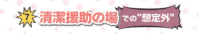

ほかにも起こりやすい想定外!

✺ 患者さんが洗髪を嫌がる

　認知機能の低下で洗髪の意味を理解できない患者さんや、幼児などで、不安から洗髪を拒否されることがあります。その場合は、なぜ嫌がるのか原因を考え解決することが必要です。嫌がる原因の多くは、初めての行為に対し何をされるのか不安であることと、痛みなどがあるのではないかといった心配です。

　幼児の場合は、痛みがないことや洗髪をすることで気持ちよいことを説明し、患児が好きなキャラクターのシャンプーボトルやタオルなどを用意してもらい、母親と一緒に行うとよいでしょう。洗髪中も母親にそばにいてもらい、注意を引いてもらっている間に実施します。実施後は患児に対し、「気持ちよかったね。よく最後までお利口さんにできたね。偉かったね」と最後までできたことをほめ、洗髪に対する不安の緩和へ繋げます。

　認知機能低下の患者さんは、その日や時間によって捉え方が違うため、実施する前の説明に対する反応を確認したうえで実施しましょう。時に、洗髪の準備をし患者さんに実施しようとした途端に拒否することもあります。無理に勧めて患者さんを不快にさせてしまうことがないよう、対応は看護師さんに相談してみましょう。

✺ ケリーパッドがない。洗髪シートでやるように言われた

　臥床患者さんの洗髪はケリーパッドで学んできたものの、実習病棟に用意されていないことがあります。ケリーパッドに代わる市販のビニール製のものなど形態の異なる物品を使用することがあります。分からないまま使用することで患者さんに負担をかけてしまいますので、準備段階で使い方を看護師さんに必ず確認しましょう。

　特に体動困難な患者さんや頸部に負担をかけられない高齢の患者さんは、洗髪シート（図3）を利用して行う洗髪の方法が増えています。吸水性に富んで、使い捨てのため片づけも手早くでき、患者さんへの負担軽減が図れます。使用時の留意点は、頸部にタオルなどを入れ患者さんが一番楽な姿勢を保つことと、排水ではなく吸水タイプであるため効果的に洗い水を活用することが必要なことです。

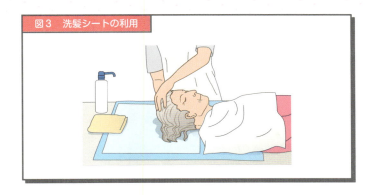

図3 洗髪シートの利用

十分に髪をブラシでとかし汚れを落とし、手のひらにお湯をためて、一度に広範囲に地肌を濡らすようになじませます。また、シャンプーは手にとり泡立ててから指の腹を使って洗うことで、水の通りと泡切れがよくなり、すすぎ水の効果的な活用ができます。頭皮のマッサージは皮膚障害や頭部の振動など患者さんによって影響を及ぼすことがあるので確認しながら行いましょう。

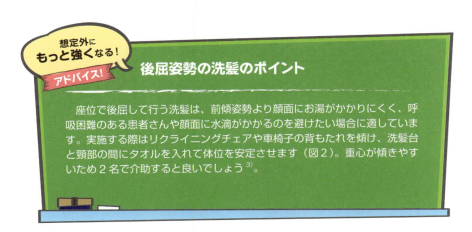

想定外に **もっと強くなる！** アドバイス！

後屈姿勢の洗髪のポイント

　座位で後屈して行う洗髪は、前傾姿勢より顔面にお湯がかかりにくく、呼吸困難のある患者さんや顔面に水滴がかかるのを避けたい場合に適しています。実施する際はリクライニングチェアや車椅子の背もたれを傾け、洗髪台と頸部の間にタオルを入れて体位を安定させます（図2）。重心が傾きやすいため2名で介助すると良いでしょう[3]。

引用・参考文献
1) 藤野彰子，長谷部佳子監修：看護技術ベーシック，医学芸術社，2005．
2) 村中陽子，他編著：看護ケアの根拠と技術，医歯薬出版，2005．
3) 吉田みつ子，本庄恵子監修：写真でわかる基礎看護技術，インターメディカ，2012．
4) 医療情報科学研究所編集：看護技術がみえる Vol.1 基礎看護技術，メディックメディア，2014．

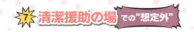

 陰部洗浄をするのに開脚しようとしたら、十分に開脚できない

床上安静の指示があり、入浴、シャワー浴が許可されていない患者さんにベッド上で陰部洗浄を実施することにしました。でも、患者さんは股関節が硬く、可動域制限があるため十分な開脚ができません。患者さんに安楽な体位で陰部洗浄を行うためにはどうしたらよいですか？

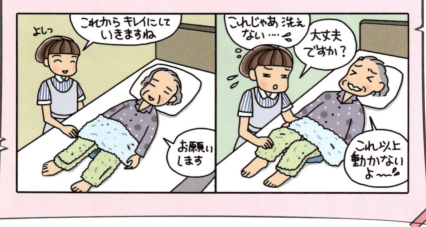

 この場面をお助け！

ベッド上で陰部洗浄を行う場合、仰臥位で股関節を開脚し、膝関節を屈曲して立てた体位を取ります。この体位だと洗浄しやすく、短時間で効果的な援助が実施でき、患者さんの羞恥心への配慮にもなります。

このような体位が困難な患者さんの場合、片足を外側に開くようにして膝を立てるだけでも、洗浄しやすくなります。それも困難であれば、下肢を伸展したまま可能な範囲で股関節を外転させて洗浄しましょう。

股関節を開脚できない患者さんの陰部洗浄の根拠とポイント！

●羞恥心への配慮を十分にしながら、陰部の清潔を保つ

　陰部は皮膚と粘膜の2面が接しており、排泄物や分泌物によって汚染されやすいうえ、湿潤環境にあるため細菌が繁殖しやすい部位といえます。入浴やシャワー浴などのセルフケアが困難な患者さんの場合は、陰部洗浄で尿道口やその周囲の皮膚粘膜の汚染を取り除き、尿路感染を防止する必要があります。

　しかし、陰部洗浄は患者さんの羞恥心や緊張感を伴うケアであるため、できるだけ心理的負担を軽減する配慮が必要となります。最も効率よく陰部の汚染を除去でき、患者さんの羞恥心に配慮した体位を工夫する必要があります。

●作業効率がよく、安楽な体位の工夫

　片足が屈曲できる患者さんの場合は、視野を広くして洗浄しやすくするために、伸ばしている足の側に立って行います（図1）。患者さんの膝窩に枕やクッションを入れると安定し、安楽な体位になります。

　また、仰臥位で下肢を伸展したまま洗浄する場合は、患者さんに痛みが生じないよう片足ずつゆっくりと外転させ、可能な範囲で股関節を開いてもらう（図2）と洗浄しやすくなります。

　腰が上げられない、差し込み便器では体位が不安定になるなどの場合は、紙おむつや吸水性のある処置用シーツを使用して洗浄すると、患者さんの負担を軽減することができます。

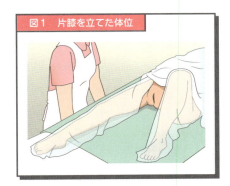

図1　片膝を立てた体位

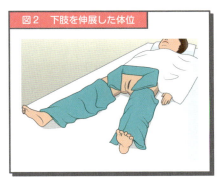

図2　下肢を伸展した体位

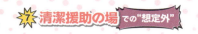

ほかにも起こりやすい想定外!

✳ おむつを使用している患者さんの陰部洗浄を行おうとしたら、便が排泄されていた

　陰部は排泄物や分泌物で汚染されやすく、入浴・シャワー浴ができない患者さんの場合、1日1回は陰部を清潔にし、不快感を取り除くとともに、感染を予防する必要があります。陰部は粘膜であるため、清拭を行うより低めの38～40℃のぬるま湯で洗浄する方法が適しています。尿や便が皮膚に付着したままだと皮膚がアルカリ性に変化し細菌が繁殖しやすくなるため、バリア機能を保持するためにも速やかに洗浄する必要があります[2]。

　おむつを使用している患者さんの陰部洗浄の際に便が排泄されていたら、まず肛門周囲を簡易的に清拭し、汚染されたおむつを外して新しい紙おむつか吸水性のある処置用シーツを殿部の下に引き込みます。便による汚染を防ぐため、陰部→殿部→肛門の順に、石けんの泡で洗うように洗浄しましょう。

　腰があげられない患者さんの場合は、側臥位になってもらい、便と汚染されたおむつを取り除きます。また、側臥位で殿部を洗浄する場合は、背部に安楽枕を当て、腰部・殿部を後ろに引いて体位を安定させ、上から下に向かってシャワーボトルで湯をかけて洗浄します。

　石けん成分が残らないように湯で洗い流したら、タオルなどで陰部・殿部の水分をよく拭き取りましょう。水分が残ると患者さんが不快であるだけでなく、細菌が繁殖しやすくなるため、ていねいに拭き取ります。また、陰部洗浄中、手袋が便で汚れたら適宜交換し、感染防止に努めます。

　陰部洗浄や排泄物の処理は患者さんに羞恥心を抱かせ、自尊心を傷つけるなど心理的負担の強い援助です。援助者は言動に注意し、プライバシーの保持など、最大限の配慮を心がけましょう。

✳ 患者さんに「恥ずかしいから」と陰部洗浄を断られた

　患者さんの思いをくみ取り、ほかに方法がないかを考えてみましょう。たとえばベッドサイドに降りられる患者さんであれば、ポータブルトイレに座り、露出を最小限にしてシャワーボトルで洗浄することができます。また、トイレに移動

できる場合には、温水洗浄便座を活用することもできます。患者さんができることは、説明して自分で行ってもらい、できない範囲のみ援助してもよいでしょう。

ベッド上安静でどうしても援助が必要な場合には、<mark>ていねいに必要性を説明して納得してもらい、心の準備をしてもらいましょう。</mark>羞恥心に配慮してなるべく短時間で確実な援助が実施できるようにするとよいですね。

尿道留置カテーテルが挿入されているときの陰部洗浄

尿道留置カテーテルが挿入されている患者さんは、カテーテルの刺激による分泌物の排泄によって陰部が汚染されやすく、尿路感染の危険性があります。CDCガイドライン2009では、尿道口やカテーテルの汚染物を取り除くことは細菌数を減少させ、感染リスクを減らすことができるため、毎日の洗浄は適切であると提言[1]しています。

カテーテル挿入中の陰部洗浄では、カテーテルの接続を外さずできるだけ閉鎖環境を保つこと、逆行性の細菌の侵入を防止するために尿道口から数cmの範囲のカテーテルも洗浄すること、石けん成分の残留は感染の温床になるため十分にお湯ですすぐことなど、感染防止への配慮が必要です。

引用・参考文献
1) 矢野邦夫監訳：カテーテル関連尿路感染（CAUTI）の予防のためのCDCガイドライン2009, http://www.info-cdcwatch.jp/views/pdf/CDC_guideline2009.pdf（最終アクセス日：2019/1/25）
2) 北川公子，他：系統看護学講座 専門分野Ⅱ 老年看護学，医学書院，2017，p.200-201.
3) 任和子，秋山智弥編：根拠と事故防止からみた基礎・臨床看護技術，医学書院，2015.
4) 北里大学病院看護部監修・指導：看護技術実習ポータブル，医学芸術社，2012.
5) 吉田みつ子，本庄恵子編：写真でわかる 実習で使える看護技術，インターメディカ，2010.

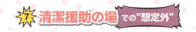

⭐8 足浴をしようとしたら、患者さんの足に浮腫があり皮膚が傷つきやすい状態だった

患者さんに足浴を実施しようとしたら、足に浮腫がありました。皮膚が傷つきやすく、圧痕が残る患者さんの足浴はどのように行えば良いでしょうか？

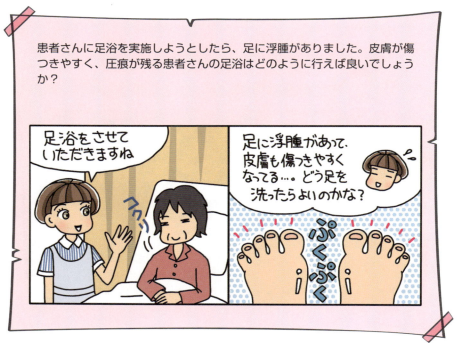

 この場面をお助け！

　足浴を実施するときは、==患者さんの「病状」「安静度」「ADL」などを考慮し、仰臥位・座位で実施するのかを判断します==。座位で実施する場合は、膝の下へ枕を挿入して姿勢を安定させます。

　また、足の状態を十分に観察し、皮膚を傷つけないようていねいに行います。湯の入ったベースンの縁などで浮腫のある部位が圧迫されることのないように配慮しましょう。足浴の前後で靴下を着脱するときなども、摩擦で皮膚を傷つけないように注意します。

足に浮腫のある患者さんへの足浴の根拠とポイント！

●目的に合わせた足浴を実施する

　足浴の目的は、主に①「足部の清潔を保ち、爽快感を得る」、②「温熱刺激による血液循環の促進、不眠や疼痛の緩和」、③「足部の圧迫・外傷による感染や壊疽の予防」の3点です[1]。

　浮腫のある皮膚は、正常な皮膚よりも弱く傷つきやすい状態です。だからこそ、足浴を実施して清潔を保つ必要があります。

●皮膚を傷つけないためのポイント

　浮腫のある皮膚を傷つけないためには、ガーゼのような柔らかい布に泡を付けてやさしく洗うようにします（図1）。力を入れてゴシゴシ擦ったり、強いマッサージや指圧は避けましょう。足の水分を拭くときにも、やさしくていねいに拭き取ります（図2）。

●足浴は浮腫の観察のチャンス

　足浴時に患者さんの足を観察してみましょう。足を直接目で見て、手で触れて確かめながら足浴を行うことで、循環障害、皮膚の損傷、知覚障害、圧迫の有無などを確認することができます。足浴は浮腫の観察の絶好のチャンスと思って十分に観察を行い、異常の早期発見に努めましょう。

　また、足に浮腫があるときは、患者さんの疾患が原因となっている場合もあります。「浮腫の原因となっていることは何か」を考えて援助を行いましょう。

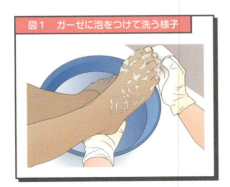

図1　ガーゼに泡をつけて洗う様子

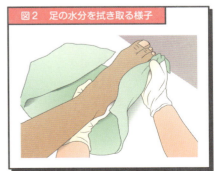

図2　足の水分を拭き取る様子

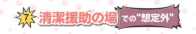

> ほかにも起こりやすい想定外！

✱ しばらく入浴ができなかった患者さんへの足浴。予想以上に垢が出て、汚れを取りきれない

　しばらく入浴をしていなかったり、浮腫があったりする患者さんは、足を湯につけると表面の垢や角質が取れてきます。==一度に全部をきれいにしようとするのではなく、毎日実施しながら少しずつ垢を落としていきましょう==。趾間や踵、爪は汚れがたまりやすい部分です。よりていねいに洗いましょう。

　また、皮膚が乾燥していると余計に落屑が多くなりますので、足浴の後はワセリンやクリームなどの保湿剤を塗布し保湿するようにしましょう。足浴後は皮膚や爪がやわらかくなります。爪がやわらかくなると切りやすくなるので、合わせて爪のお手入れも実施できるようにしていきましょう。

✱ 入浴ができない患者さん、足浴をしたら喜んでくれたが、「お風呂はいつになったら入れるのかしら」とため息をつかれてしまった

　足浴は、患者さんにとって気持ちのよいケアです。==患者さんの状態や疲労度に合わせて手浴や洗髪など他の清潔ケアと組み合わせて、入浴ができない不快感を緩和==しましょう。たとえば、足浴のお湯に患者さんの好みに合わせて入浴剤やアロマオイルを使用してみるのもよいでしょう。ただ患者さんの皮膚の状態によってはそれらを使用できないこともありますので、事前に使用の可否を確認しておきましょう。

　そして、患者さんが浴室まで移動できるか車椅子に移乗できる状態であれば、浴室で足浴を実施してみてもよいでしょう（**図3**）。浴室であれば、お湯がたっぷり使用できますし、シャワーの使用も可能です。それに床を水で濡らす心配もありません。浴室で足浴を行う場合は、寝衣をしっかり膝上までまくり、より広範囲に足を洗いましょう。

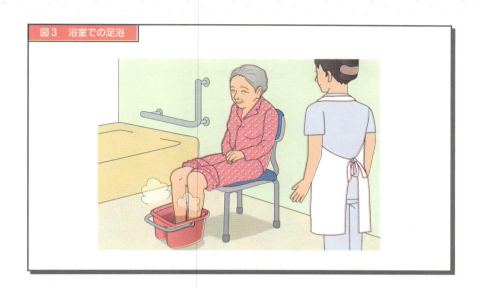

図3　浴室での足浴

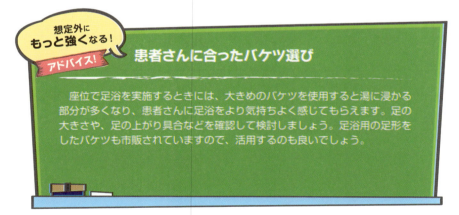

想定外にもっと強くなる！アドバイス！

患者さんに合ったバケツ選び

　座位で足浴を実施するときには、大きめのバケツを使用すると湯に浸かる部分が多くなり、患者さんに足浴をより気持ちよく感じてもらえます。足の大きさや、足の上がり具合などを確認して検討しましょう。足浴用の足形をしたバケツも市販されていますので、活用するのも良いでしょう。

引用・参考文献
1 ）任和子，他：系統看護学全書 専門分野Ⅰ 基礎看護学③　基礎看護技術Ⅱ，第17版，医学書院，2017，p.183．
2 ）深井喜代子編：新体系看護学全書　専門分野Ⅰ 基礎看護学③　基礎看護技術Ⅱ，メヂカルフレンド社，2014．
3 ）香春知永，齋藤やよい編：看護学テキスト NiCE　基礎看護技術，改訂第 2 版，南江堂，2014．
4 ）高木永子監修：看護過程に沿った対症看護　病態生理と看護のポイント，第 4 版，学研メディカル秀潤社，2010．
5 ）任和子，秋山智弥編：根拠と事故防止からみた基礎・臨床看護技術，第 2 版，医学書院，2017．

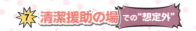

 ## 口腔ケアを実施したら、患者さんがむせてしまった

嚥下能力のやや低下した高齢の受け持ちの患者さんに、口腔ケアを実施したあとに含嗽を促したら、むせて口に含んだ水が口角からこぼれてしまいました。こんなとき、どうしたらよいでしょうか。

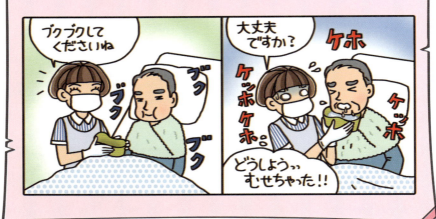

 この場面をお助け！

==上体を起座、またはなるべく起こし、顎が上がらないように頸部を屈曲させて気道への含嗽水の浸入を防ぎましょう==。同時に患者さんの頬にガーグルベースンを押し当て「吐き出してください」と声をかけながら、口腔内の含嗽水を口角から少しずつ吐き出してもらいます（図1）。

咳嗽は無理に止めようとせず、背中をさするなどして患者さんを安心させましょう。含嗽水を十分吐き出せない場合は、ガーゼで水分を拭き取ったり吸引する必要があります。その後、呼吸音や顔色などの観察が重要です。

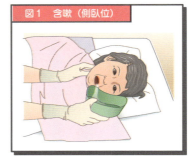

図1　含嗽（側臥位）

口腔ケアの根拠とポイント！

●患者さんへの説明と準備

　患者さんには口腔ケアを行うことを話し、了解・協力を得ます。これは患者さんがケアを意識することにつながります。また、実施中は「お口の中が汚れていると気持ち悪いですね」「歯を磨きますね」など説明をしながら行います。意識レベルの低下した患者さんに対しても、必ず声をかけましょう。

　また口腔ケアを見られることに羞恥心を感じる患者さんも多いため、ケア時はスクリーンなどでプライバシーを確保します。

●体位の調整と誤嚥予防

　ケア中は含嗽水や唾液などが気道に入って誤嚥を起こすことがないよう、座位やギャッチアップによってからだを起こします。体幹を安定させるため、頸部屈曲位（下顎と胸骨の間が3～4横指となるように下を向いた状態）となるように枕やタオルで固定します。顎の下から両肩をフェイスタオルで覆い、寝衣の汚れを防ぎます（図2）。

●顔のマッサージと発声訓練

　頬や唾液腺をやさしくマッサージしたり、発声訓練を行うことで口周囲の筋の緊張を緩め、開口しやすくします。リハビリテーションを意識して口腔ケアを行うことは、患者さんの口腔機能の向上に大きく貢献します。

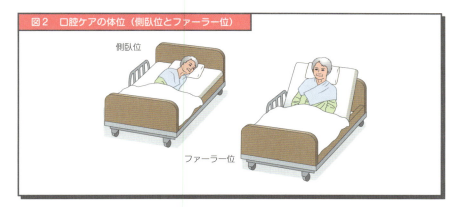

図2　口腔ケアの体位（側臥位とファーラー位）

147

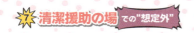
ほかにも起こりやすい想定外!

✱ 口腔ケアをしようとしたら、口を開けてくれず拒否されてしまった

　無理に開口するのではなく、拒否する原因を明確にし、適切に対応することが大切です。

　口腔ケアを「恥ずかしいこと」ととらえる患者さんは多いようです。また口腔治療時の不快な経験や「痛いことをされるのでは」という恐怖感をもつことなどさまざまな原因が考えられます。

　羞恥心や恐怖心から拒否をする患者さんには、いきなり口腔ケアの話はせずにまず挨拶をし、緊張をとく声かけをすることから始めます。ケアの説明をしながら優しくからだに触れていき徐々に緊張をほぐしてからケアを行います。大切なのは患者さんとの信頼関係を築くことです。ケアを受ける人もケアをする人も「よかった」と感じられる援助をしていきましょう。

✱ 麻痺のある患者さんの口腔ケアをしようとしたが体位がわからない

　座位、ファーラー位、セミファーラー位など、できる限りからだを起こした体位をとります。以下のポイントをおさえながら調整します。

　体幹を安定させるため、頸部屈曲位(咽頭が広がり、気道の入り口が狭くなることで誤嚥の危険性が低下する)をとるように枕やタオルを活用して調整します。麻痺側が上になるように側臥位に整え、顔を麻痺側に向けます。嚥下機能が低下しているため、麻痺側を下にすると汚れや汚水を誤嚥する危険性が高まりますので注意が必要です。

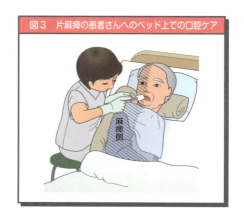

図3　片麻痺の患者さんへのベッド上での口腔ケア

　ケアをする人もケアを行いやすい姿勢(図3)をとり安全にケアをしましょう。

❋ 口腔を観察したら大きな汚れがあった

患者さん自身が通常口腔ケアを行っている場合でも、全体的な口腔内のアセスメントを行いましょう。患者さんはできているつもりでも汚れが十分除去できていないことがあります。

開口してもらいペンライトで観察しましょう。図4の部分に注意しながら、<mark>スポンジブラシで、大きな汚れを除去</mark>します。

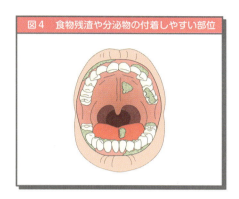

図4　食物残渣や分泌物の付着しやすい部位

〈スポンジブラシを使用した汚れの除去方法〉
①紙コップなどに入れたきれいな水で湿らせて、十分に絞ってから使用する。
　スポンジから流れ出た水を誤嚥する可能性があります。
②口腔内に付着している大きな汚れや保湿剤を、スポンジブラシでかき出す。
　奥から手前に動かし回転しながら汚れを取ります。

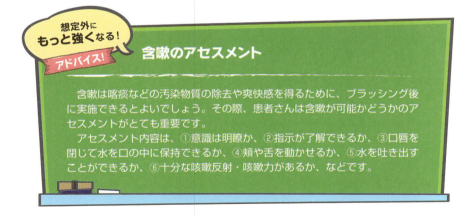

想定外にもっと強くなる！アドバイス！

含嗽のアセスメント

含嗽は喀痰などの汚染物質の除去や爽快感を得るために、ブラッシング後に実施できるとよいでしょう。その際、患者さんは含嗽が可能かどうかのアセスメントがとても重要です。

アセスメント内容は、①意識は明瞭か、②指示が了解できるか、③口唇を閉じて水を口の中に保持できるか、④頬や舌を動かせるか、⑤水を吐き出すことができるか、⑥十分な咳嗽反射・咳嗽力があるか、などです。

引用・参考文献
1) 藤井徹也, 佐藤道子編著：看護学生のための看護技術よくわかる BOOK, メヂカルフレンド社, 2012, p.120.
2) 藤野彰子, 長谷部佳子編著：看護技術ベーシックス新訂版, サイオ出版, 2015, p.234.
3) 向山仁, 他："困った"を解決！ 口腔ケア10のトラブルシューティング, ナース専科, 36(10)：16-34, 2016.
4) 泉キヨ子編著：看護実践のための根拠がわかる　老年看護技術, メヂカルフレンド社, 2016, p.184.

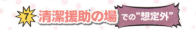# 7 清潔援助の場での"想定外"

 ## 10 高齢患者さんに口腔ケアを実施しようとしたら、患者さんの口が十分に開かなかった

高齢患者さんに食後の口腔ケアを計画しました。患者さんに了解をもらって物品を用意し実施しようと思ったら、「口はこれ以上開かないよ」と言われました。患者さんの口腔内の観察も十分にできません。どのように口腔ケアを進めればよいでしょうか？

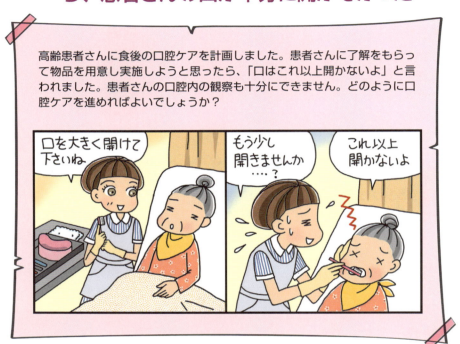

 この場面をお助け！

　高齢患者さんの場合、口腔ケアは口腔内細菌による誤嚥性肺炎予防のためにも大切なケアですが、疾患などにより開口が難しい患者さんや人前で口を開けることに抵抗を示す患者さんもいます。まず口腔内を清潔にする必要性をわかりやすく説明し、ケアへの協力を求めましょう。できるだけ心身がリラックスできるように環境調整や声かけが大切です。

　ケア時には、無理に開口しようとするのではなく、痛みが発生しない程度に開口してもらい、ヘッドの小さい歯ブラシを使ってケアを行うとよいでしょう[1) 2)]。また、患者さんが自分でできるのであれば、そばで見守りながら自身で行ってもらい、口腔内の疼痛や不快感を確認します。

Point 口腔ケアの根拠とポイント！

●全身状態と口腔内の観察を行う

口腔ケアを行う前には、意識レベルや嚥下機能といった全身状態と口腔内の観察を必ず行います。事前にアセスメント（表）することで、患者さんに適した物品準備や留意点がわかり、安全かつ確実に実施することができます。特に口腔内を観察するときは、患者さんに了解を得てから行い、暗い室内や開口制限などで観察しづらい場合はペンライトなどを利用すると良いでしょう。

表　事前アセスメントでの観察項目[1]

全身	全身状態・栄養状態・心理状態・安静度・治療・経口摂取・麻痺・認知障害・嚥下障害・開口障害・感覚障害など	1 上体を起こせるか 2 同じ姿勢を保てるか 3 歯ブラシを見ることができるか 4 歯ブラシを持てるか 5 口が開けられるか	6 開口状態を保持できるか 7 水を吸うことができるか 8 水を口腔内に保持できるか 9 嚥下時、むせ込みはないか 10 水を吐き出すことができるか
口腔内	疼痛・腫れ・出血・湿潤状態・色・創部・口臭・口渇・う歯・欠損歯・義歯・食物残渣・歯垢・痰・舌苔など		

●患者さんに合った体位で実施する

口腔ケアは誤嚥に注意して行うことが大切です。座位や頭部を前屈する姿勢をとることで誤嚥が起きにくくなります。自立度に合わせて移動可能であれば洗面所などへ誘導して行いましょう。ベッド上で実施する場合は、座位の保持が可能であれば端座位、困難な場合は頭部を挙上し顎を引いた体位にします（図1）。その際は、汚染防止のために襟元にタオルをかけると良いでしょう。水を口に含ませるときは声をかけ、少しずつゆっくり行いましょう。

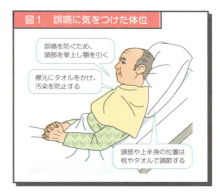

図1　誤嚥に気をつけた体位

- 誤嚥を防ぐため、頭部を挙上し顎を引く
- 襟元にタオルをかけ、汚染を防止する
- 頭部や上半身の位置は枕やタオルで調節する

7 清潔援助の場での"想定外"

ほかにも起こりやすい想定外！

✻ 吸い飲みで水を注ぐことが難しい

吸い飲みの口を口角部分から差し入れる（図2）と、口腔内の頬粘膜を伝って水が行き渡り、むせ込みを防ぎます。また、すすぎ水はむし歯や歯肉に炎症があると、冷たい水はしみる場合が多いため、刺激にならない微温湯がよいでしょう。量の目安は、自分で口に含む量よりやや少なめで十分ですが、患者さんに手で合図してもらうと適量がわかりやすいです。

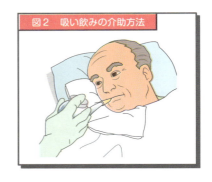

図2　吸い飲みの介助方法

患者さんが望む回数をすすいでもらいましょう。吐き出し方は顔を横に向け、口をへの字にして口角から垂れ流すイメージで排出するように、あらかじめ患者さんに説明しておきましょう。

✻ 高齢の患者さんの舌苔がなかなか取れない

舌苔の原因は体調の変化や薬剤の影響などさまざまですが、高齢になると唾液の分泌が低下し口腔内が乾燥しがちで、食物残渣によって汚れが蓄積することが多くなります。口腔ケアの習慣のなかった患者さんの場合は、汚れがひどく舌苔をきれいにしたいと無理に口腔ケアを行うと、口腔粘膜を傷つけるおそれがあります。保湿してから行うか、数日かけて少しずつ取り除くようにしましょう。

スポンジブラシ（やわらかな歯ブラシ）を水または洗口液の入った水につけ、くるくると回しながら舌の奥から手前に動かし、少しずつ汚れを取り除きます。のどの奥を突かないように十分に注意してください。口腔ケアの後は、保湿剤をぬって乾燥予防に努めるとよいです。

✻ 義歯を使用している患者さんの口腔ケアはどうすれば良いの？

義歯を常時付けておくと、刺激によって粘膜が赤くはれたり炎症の原因になるため、基本的に毎食後、義歯を外し口腔内の汚れ、出血・舌苔の有無、歯肉・口

内炎などを観察し、その状況に合った口腔ケアを行います。外す時は、手袋を装着し上顎部→下顎部の順に実施します。患者さん自身で着脱できる場合はやってもらうと、苦痛なく取り外すことができます。

　義歯の洗浄方法（**図3**）は、入れ歯専用の洗浄剤に入れつけおきしてから、歯磨き粉はつけず（義歯を傷つける場合があるため）専用のブラシなどでぬめりを取り除きます。落とすことによる破損予防のため、水を張った洗面器を下に置いて洗浄するとよいでしょう。義歯は患者さんに合わせたものであり代用がききませんので、破損や紛失しないよう取り扱いには十分注意しましょう。

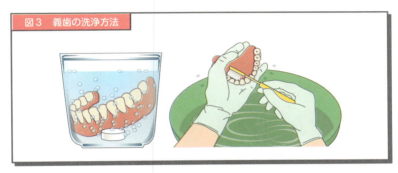

図3　義歯の洗浄方法

想定外にもっと強くなる！アドバイス！

麻痺のある患者さんへの援助

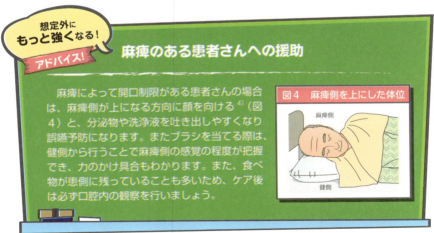

麻痺によって開口制限がある患者さんの場合は、麻痺側が上になる方向に顔を向ける[4]（図4）と、分泌物や洗浄液を吐き出しやすくなり誤嚥予防になります。またブラシを当てる際は、健側から行うことで麻痺側の感覚の程度が把握でき、力のかけ具合もわかります。また、食べ物が患側に残っていることも多いため、ケア後は必ず口腔内の観察を行いましょう。

図4　麻痺側を上にした体位

引用・参考文献
1）吉田みつ子，他監修：写真でわかる基礎看護技術，インターメディカ，2012，p.101．
2）大岡良枝，他編：NEW なぜ？がわかる看護技術 LESSON，学研メディカル秀潤社，2007．
3）石田弘子編著：ナースのためのやさしくわかる基礎看護技術，ナツメ社，2016．
4）藤井徹也，佐藤道子編：看護学生のための看護技術よくわかる BOOK，メヂカルフレンド社，2012．

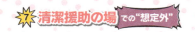

11 沐浴時、赤ちゃんの固定がうまくいかない

母性看護学実習で新生児の沐浴を行ったのですが、途中で突然新生児がビクッと動いて泣き出してしまい、支えている手が不安定になってしまいました。こんなとき、どうすればよいでしょうか？

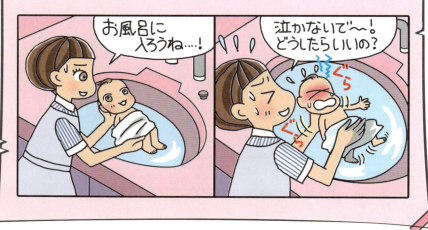

 この場面をお助け！

まず、児頭を支える手と反対の手を股関節に当てて母指とほか4指で挟むようにしっかり保持しましょう（図1）。そして、大きく深呼吸して心を落ち着けてから、児頭を支えている手（指）の位置をゆっくり変えて、安定して保持できる位置に支え直します。このとき、できるだけ児が揺れないようにしましょう。慌てず、しっかりと支え直して、「大丈夫！」と思って続けることが大切です。

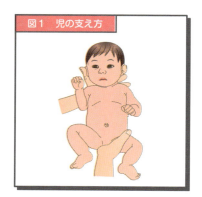

図1　児の支え方

沐浴援助の根拠とポイント！

● 安定しやすい新生児の支え方

　緊張したり、"しっかり支えなきゃ！"と思うほど、指先に力が入りすぎて関節が曲がってしまいます。すると、児を支える面積が狭くなるため支え方が不安定になりやすく、児も固く力の入った指先で触れられることで不快に感じてしまいます。新生児に安心感を与えるように、手（指）を大きく広げて、手のひら全体で児を支えることを意識しましょう。

　児を支える手（指）は、母指の指小球で児の援助者側の耳孔を、示指もしくは中指の指小球で反対側の耳孔を塞ぐように当てて、湯が入らないようにします（図2a）。手のひらとほか3指は後頭部から頸部（届けば肩まで）に沿わせるように広げて児を支えるようにします（図2b）。母指の指小球と中指の指小球、そして小指の指間小球の3点で児を支えるようにする[1]と安定しやすくなります（図2c）。児の足底や児を支えている自分の腕を沐浴槽の壁に付けて行うとさらに安定しやすくなります。

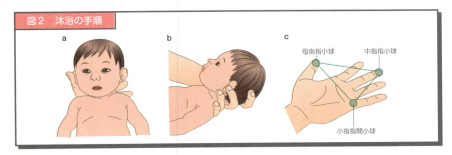

図2　沐浴の手順

● 両方の耳に指が届かない場合は

　指が届かない場合は、遠いほうの耳の耳孔を塞ぐように指を当て、援助者側の耳は指が届く範囲で安定しやすいように支えます。このとき、援助者側の耳に湯が入らないように目で確認しましょう[2]。また、前腕で児の後頭部と頸部を支え、肩関節と上腕をしっかりつかんで安定させる[2]という方法もあります（図3）。事前にどちらが支えやすいか確認しておくとよいでしょう。

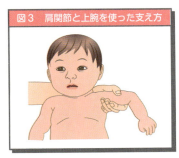

図3　肩関節と上腕を使った支え方

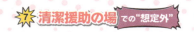

ほかにも起こりやすい想定外！

✱ 赤ちゃんをお風呂に入れて体を洗っていたら、急に口からミルクを吐いた。白い固まりもあった

まず大事なことはどのように吐いているかです。泡や噴水のように吐く場合は沐浴を中止して観察し医師へ報告しましょう。口角からだらだら流れる場合は溢乳かもしれませんので、背中を向けて排気を促しましょう。児頭を支えている反対の手で、4指は腋窩から母指は肩からしっかりと挟むように肩関節を把持し、ゆっくりと児を実施者の右前腕に腹臥位にします。そして背中をさすりながら排気を促しましょう。ゲップが出る時は少し動きますので背中をさする手で児を支えるようにすると安心します。落ち着いたら、もとに戻して児の様子を観察します。元気な様子なら沐浴を続けてよいでしょう。乳汁が胃酸で変化すると白い固まりになりますので異常ではありません。

✱ お母さんから「この子、鼻がつまって苦しそうなの。このままで大丈夫ですか？」と質問された

赤ちゃんが苦しそうなのは心配ですね。お母さんと一緒に鼻のお掃除をしましょう。

方法は沐浴後の鼻の手入れと同じなので、お母さんに教えてあげましょう。

まず、微温湯で軽く絞ったガーゼで鼻の周りを拭きます。その刺激でくしゃみをする場合があります。そうすると鼻の奥に詰まったものが外に出やすくなります。次に、利き手と反対の手で児をしっかり支えます。前腕を児の体に沿わせ手のひら全体で児頭を覆うようにすると安定しやすくなります。次に、利き手で鉛筆を持つように綿棒を持ち、小指を児の顔に付けるようにすると安定します。深く入れすぎないように注意し鼻翼あたりに止めます。綿棒を持つ手で円を描くようにしながら手前に拭いていきます。もし綿棒に固まりが付いて細長くなっていたら、綿棒を横に持って巻きつけるようにゆっくり回転させると、絡みついて取れやすくなります。

新生児の鼻腔は狭く粘膜は敏感にできているので、少しの温度差や気流などで鼻汁が出やすくなります。ズーズーと音がしてもあまり苦しくないことが多いで

すが、この時期は口呼吸ができませんので、鼻汁や鼻づまりがある時は小まめにお手入れをして呼吸が楽になるように援助していきましょう。

　一番近くにいる学生だからこそ、お母さんの頑張りや不安なことに気づくことが多いでしょう。一人でなんとか対応しなければと思わず、担当の助産師や実習指導者さんにその情報を伝えましょう。その患者さんや家族にとって一番良い方法を一緒に考えて、安心して自信を持っていけるようにかかわることがとても大切なことです。

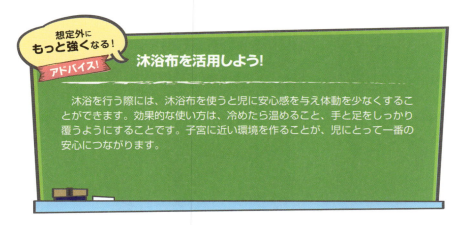

引用・参考文献
1）今田葉子：新生児の沐浴技術における児頭固定の早期習得に関する研究，日本母性衛生学会誌，50(1)：171，2009.
2）横尾京子：助産師基礎教育テキスト　産褥期のケア　新生児期・乳幼児期のケア6（2013年版），日本看護協会出版会,2013，p.191.
3）北川眞理子：根拠がわかる母性看護技術，メヂカルフレンド社，2010.
4）木下照子，谷野宏美：A大学学生が難しいと捉える沐浴技術の傾向─看護学科と幼児教育学科の沐浴演習を通して─，新見公立大学紀要，34：41-43，2013.

8 衣生活援助の場での"想定外"

1 右麻痺がある患者さんの寝衣交換をしようとしたら、左上肢に点滴をしていた

受け持ち患者さんは右麻痺があるため、一人で更衣を行うことができません。寝衣交換の援助を行おうとベッドサイドに行くと、健側の左上肢に輸液ラインが留置されていました。この場合、どちら側からどうやって脱がせればよいですか？ また、輸液バッグやラインの扱いはどうすればよいでしょうか。

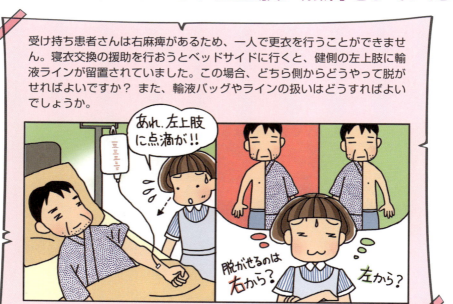

 この場面をお助け！

　患者さんに麻痺や拘縮がある場合の寝衣交換では、関節の伸展・屈曲が自由にできる健側から脱がせ、患側から着せます。こうすることで、患側に負荷をかけず、寝衣の着脱をスムーズに行うことができます。今回のように健側に輸液ラインが留置されていても、原則は変わりません。この場面では、関節の伸展・屈曲がスムーズにできる側を「健側」と考え、左上肢（点滴刺入側）から脱がせましょう。実施時には、点滴の刺入部・接続部の安全を確認しながら行うことが重要です。

点滴中の寝衣交換の根拠とポイント！

●基本原則は「脱健着患」
　臨床の現場では麻痺側は血液循環が悪いことから、点滴の留置を避け、健側に留置する場面が多く見られます。寝衣交換の基本原則は、麻痺や障害、点滴の留置などで動きに制限のない健側から脱がせ、患側から着せる[1]ことです。これを「脱健着患」といいます。
　今回は麻痺と点滴により両方の腕に動きの制限がありますが、機能障害のない左上肢を「健側」として脱がせ、麻痺側（患側）である右上肢から着せることで、麻痺側に負荷をかけずに更衣を行うことができます。

●更衣による輸液ラインの誤抜去や閉塞に注意
　寝衣を脱ぐ際は、点滴刺入部を圧迫しないように注意しながら、点滴側の上肢を先に脱がせます。次に、輸液ラインを軽くまとめ、輸液バッグを逆さにしないようできるだけ立てて[2]、寝衣の袖口から袖ぐりに通して抜きます（図1）。その際、血液の逆流を防ぐため、輸液バッグは点滴刺入部位より高く保ち、クレンメ*は閉じておきましょう。
　着る際は、新しい寝衣の点滴刺入側の袖を扇子折にして、先に輸液バッグとラインを袖ぐりから袖口に向かって通します（図2）。そして、点滴刺入部が袖に引っかからないように注意しながら、迎え手で患者さんの左上肢を袖に通して着せます。輸液バッグを通す方向を間違えないように、「患者さんの手の先と輸液

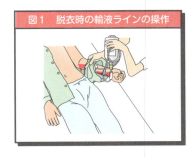

図1　脱衣時の輸液ラインの操作

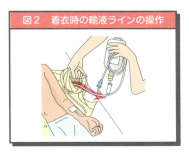

図2　着衣時の輸液ラインの操作

＊クレンメ
　輸液ラインの途中に置かれた、滴下量や速度を調節するための器具。

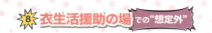

バッグが一体になっている」様子をイメージする[2]とわかりやすいですね。袖を通した後は、速やかにクレンメを開いて、滴下数を調節し、刺入部に異常がないか確認しましょう。

ほかにも起こりやすい想定外!

✳ 前腕に持続点滴中の患者さん、寝衣交換中に輸液ラインに血液が逆流してしまった

　持続点滴中の患者さんの場合、寝衣交換中に患者さんの身体が輸液ラインの上に乗ったり、ラインが屈曲したりすることで閉塞し、血液が逆流することがあります。また、着脱のため輸液バッグを袖にくぐらせる際などに、刺入部よりも輸液バッグの位置が低くなることでも血液の逆流が生じます。血液は血管外に出ると固まる性質をもっているため、輸液ラインの中に逆流した血液を放置しておくと凝血塊が生じます。点滴の滴下が良好ですぐに血液が血管内に戻れば問題ない場合がありますが、凝血塊が血管内に押し戻されて血流に乗ると、末梢血管などに塞栓症を引き起こす危険性があります。凝血塊が小さくても押し戻されることで血管痛が生じたり、静脈炎の原因となる可能性もありますので、すぐに実習指導者に報告しましょう。血液の逆流で輸液が滴下しなくなった場合は、血液を押し戻さず、ラインを交換するのが原則です。

　持続点滴中の患者さんの寝衣交換では、点滴が留置されているほうの上肢を着脱する際に一時的にクレンメを閉じ、輸液バッグを常に刺入部より高くしておくと、ラインへの血液の逆流や空気の混入を防ぐことができます。袖を通し終えたら速やかに点滴を再開し、滴下速度を調節しましょう。

✳ 持続点滴中の患者さん、輸液バッグが複数ある場合の寝衣交換はどうすればいいの？

　メインの輸液バッグと同時に側管から複数の輸液を行っている場合、側管からの輸液が短時間で終わるようであれば、取り外されている時間帯に更衣の計画を立てましょう。しかし、常に輸液バッグが複数あったり、輸液バッグが大きすぎて寝衣の袖を通らない場合は、状況によって輸液ラインの接続を外して袖を通す

ことがあります。しかし、接続部を外すことで感染のリスクが高まるため清潔操作が必要となり、難易度が高くなりますので、必ず実習指導者さんに相談しましょう。

✷ 和式寝衣の寝衣交換で前身ごろを合わせたら、「縁起が悪い」と言われてしまった

　和式寝衣は、着物と同様に「右前」という着方をします。右前・左前が意味する「前」とは「手前」のことともいわれており、左右どちらの身ごろが先に自分の肌に密着するかによります。「右前」は、右手側の前身ごろが先に肌に密着するように合わせ、その上に左側の身ごろを合わせます。着物の「左前」は亡くなった方に対する着せ方とされていますので、患者さんが「縁起が悪い」と感じたのです。また、腰ひもの「縦結び（帯に対して90°曲がったリボン結び）」も、同様に亡くなった方に対する着せ方となりますので、注意が必要です。

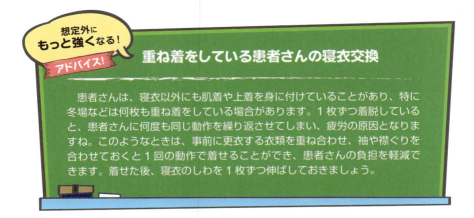

引用・参考文献
1）任和子，他：系統看護学講座　専門分野Ⅰ　基礎看護技術Ⅱ，医学書院，2017，p.207.
2）前掲書1），p.210.
3）吉田みつ子，本庄恵子：写真でわかる 実習で使える看護技術，インターメディカ，2010，p.157-162.
4）坂井建雄，岡田隆夫：系統看護学講座 専門基礎分野 解剖生理学，医学書院，2014，p.148-151.
5）任和子，秋山智弥編：根拠と事故防止からみた基礎・臨床看護技術，医学書院，2016,p.258-260.

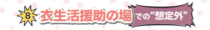

 身体が大きい患者さんに寝衣を臥床のまま通そうとしたら通らない

身体が大きく座位バランスが不安定な患者さんの寝衣交換を臥床したままで行っています。近位側の前身ごろを脇へ下ろし、襟元を緩めてから肩を脱がせて患者さんの腕を袖から抜こうとしたのですが、寝衣の袖に腕がつかえて通りません。こんなときどうしたらよいでしょうか。

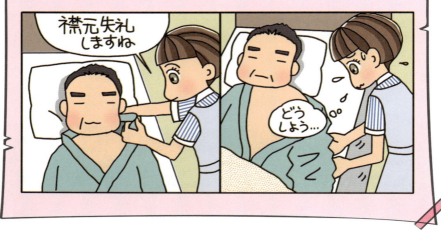

 この場面をお助け！

　身体の大きな患者さんの寝衣を脱がせるときは、近位側だけでなく両方の前身ごろを、襟元から裾へ向けて脇へ下ろしましょう。上腕の中間あたりまでで十分です。脇から後ろ身ごろを手前に引くとゆとりができ、袖から腕を抜くことができます。

　着るときは、袖を通して前身ごろを広げ、患者さんの反対側に移動し、看護師さん側に側臥位になってもらい後ろ身ごろを広げ、残りの前身ごろを扇子折りにして身体の下に入れます。仰臥位になり、いったん通した片方の袖を上腕の中間あたりまで引き下げると、袖に腕が通るだけのゆとりができ、身体の下から寝衣を引き抜出することができます。

身体が大きい患者さんの寝衣交換の根拠とポイント！

●腕を通せるゆとりをつくろう

　身体の大きい患者さんの場合、片方の袖を肩まで通してもう一方の前身ごろを肘関節より下に引くと、後ろ身ごろは斜めに引っぱられて余裕がなくなるので、袖に腕が通らない場合があります。反対側の肩まで上げた襟元を裾側に下げることで、手前になる身ごろの袖に腕を通すだけのゆとりができます（図1）。

　このとき、身体が大きいと体重も重いので、身体の下の寝衣を力任せに引き出すと大きな摩擦が生じ、皮膚の損傷を起こしかねないので注意します。寝衣を引き出すときは片方の手を身体の下へ入れて保護しながら引き出しますが、このままでは身ごろが片方にずれています。もう一度側臥位にして、背縫い（後ろ身ごろの中心線）を脊柱の位置に合わせ、しわを伸ばしましょう。

●援助の際の注意点

　2人で介助するならば、片方ずつ内側から肩を持ち、声をかけて持ち上がった瞬間に身ごろを引き下げたり引き上げたりできます。このときは勢いよく持ち上げないように気をつけましょう。

　また、援助の最中、けっして「よいしょ」「重い」という発言はしないようにします。特に「よいしょ」は、無意識に口にする人がいます。演習のときから、皆で注意し合いましょう。

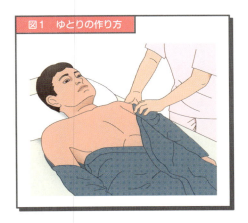

図1　ゆとりの作り方

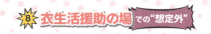

ほかにも起こりやすい想定外！

✱ 脱衣室で車椅子に乗車している患者さんの寝衣を脱がせようとしたけれどうまくできない

　車椅子に乗車した患者さんの寝衣を脱がせる際は、まず手すりに対して車椅子を正面に向けて、立ち上がり動作がしやすいよう適切な距離をあけて停車させます。そして転倒防止のために滑り止めがついたマットを足元に敷いた後、殿部をやや前方にずらし、足底をしっかり床面につけます。これにより背面に空間ができるので着脱しやすくなります。もし肩が十分にあがらず袖が脱げないときは、手すりをつかんでいる腕の方向に上半身を傾けてから片方の袖をはずし、袖を脱いだ上衣を反対側へ移動させ、もう片方の袖を脱ぎます。寝衣の下にかぶり型シャツを着ている場合は、両手で手すりをつかみ上半身を前傾させ、シャツの体幹部分を上方にたぐり寄せて片方の袖を脱ぎ、頭を抜いてから、もう片方の袖を脱ぎます。

　着るときは、まず車椅子を手すりの斜め横に停車させます。かぶり型シャツを着る際は、頭を通してから、袖に腕を片方ずつ通します。袖をたぐり寄せて、肘関節を屈曲させ、手先から通しましょう。このとき肘頭部が摩擦で傷になりやすいので留意します。反対の袖もたぐり寄せて肘関節を屈曲して通しますが、やや窮屈になるので爪を引っかけて剥離しないよう慎重に行いましょう。腕は無理に引き上げず、反対側の斜め上方に動かします。寝衣は、袖を通し前傾姿勢になって脇を十分に入れると反対側の腕が通しやすくなります。手すりをつかんでもらい前傾姿勢をとり、寝衣を整えましょう。

✱ 両側の肘関節に拘縮がある患者さんの上衣が脱げない

　座位を保持できる患者さんであれば、前のテープやボタンをはずし、肘にひっかかる手前まで上衣をおろします。次に拘縮の弱い側の腕を内側に入れ、緊張をゆるめてから、腋窩を開き、そこで袖を抜きます。反対側の腕も同様に行います。着るときは逆の手順で、拘縮の強い側から着ます。

　衣服は先に脱ぐほうと後から着るほうに負担がかかります。両側に拘縮がある場合は、拘縮の弱い側から先に脱ぎ、拘縮の強い側から着るようにしましょう。

✳ 高齢患者さんの靴下を履かせようとしたら、ひっかかってうまく履かせることができない

高齢になると、爪が肥厚しざらついているため靴下に引っかかりやすく、無理に引っ張ると爪が剥離することがあります。靴下を履くときは、靴下のゴムの部分を左右に広げ、爪先を軽く覆います。そして、残りの靴下は足背や足底をすべらせるように履きましょう。

想定外にもっと強くなる！アドバイス！ スペースをうまく活用しよう

寝衣を交換するときは、側臥位にして着脱します。身体が大きい患者さんは、側臥位に向くほうにスペースがなければ柵にぶつかってしまいます。援助をはじめるときに、患者さんがベッドのどちらかに寄っていないか見てください。スペースがあるほうに側臥位にすると考えて、側臥位にする方向とは反対の袖から脱がせていくと良いですね（図２）。身体の下に寝衣を扇子折りにして押し込んだ状態でベッド上を水平移動すると、押し込んだ寝衣がずれてしまうので気をつけましょう。

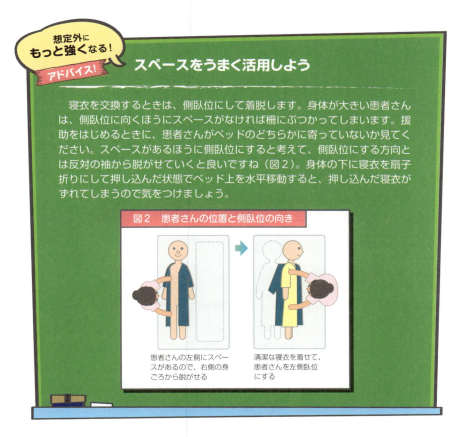

図２　患者さんの位置と側臥位の向き

患者さんの左側にスペースがあるので、右側の身ごろから脱がせる

清潔な寝衣を着せて、患者さんを左側臥位にする

引用・参考文献
1）大塚眞理子編：カラー写真で学ぶ 高齢者の看護技術，第２版，医歯薬出版，2018，p.70-77.
2）田中義行監：オールカラー 介護に役立つ！写真でわかる拘縮ケア，ナツメ社，2016，p.180-181.

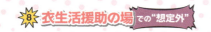 8 衣生活援助の場での"想定外"

③ 患者さんが丸首のシャツを着用しているときの脱がせ方がわからない

患者さんの清拭を実施するために寝衣を脱がせたら、かぶるタイプ（丸首）のシャツを着用していました。前開きではないタイプのシャツの場合は、どうやって脱がせたらよいでしょうか？

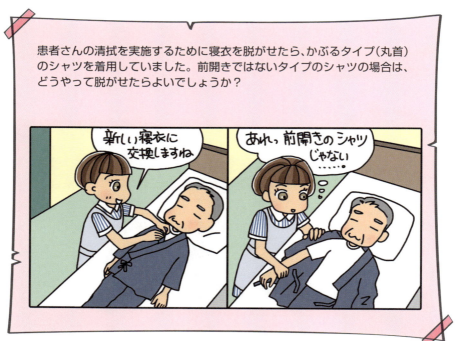

 この場面をお助け！

　まず、シャツの裾から内側に手を入れ、患者さんの肘関節を曲げて上肢を袖から抜きます。両方の上肢を袖から抜いたあとに、襟元が患者さんの顔に当たらないように襟元を伸ばしながら顔を通し、後頭部を支えて頭部を脱がせます。

　新しいシャツを着せる場合には、最初に頭を通してから、上肢を通します。ズボンは裾をたくし上げ、踵を把持して足を通し、膝まで上げます。その後、患者さんの協力が得られる場合は、腰を上げてもらうとスムーズに履いてもらうことができます。

衣服着脱援助の根拠とポイント！

●患者さんの安全に配慮する

　丸首のシャツを脱がせるときに無理に上肢を袖から抜こうとすると、皮膚が擦れたり、骨折や脱臼をするおそれがあります。このため、シャツの裾から内側に手を入れて迎え袖にすると安全です（図）。ただ、あらかじめ面ファスナーなどで開閉できる前開きタイプのシャツを着用したほうが、援助する側もされる側も安全で安楽です。患者さんに適した衣服の選択も看護師の役割として大切ですので、念頭に置いておきましょう。

●状況別着脱援助の工夫

　患者さんが衣服着脱の援助を必要とする理由は、「麻痺や拘縮がある」「安静が必要」「点滴ラインが入っている」「意欲が低下している」など、様々です。そのため、援助を行う前に患者さんの状態を把握する必要があります。このとき、すべてを援助するのではなく、患者さんが自分でできる動作はやってもらい、患者さんのもつ力を低下させないように援助を実施することが大切です。

　「麻痺がある」場合は、健側から脱がせ、患側から着るという原則で実施します。特に麻痺側は、脱臼に注意しましょう。「拘縮がある」場合も、無理に動かすと痛みを生じる可能性がありますので、患者さんの表情に注意します。

　「安静が必要」な場合は、ベッドアップをしてから行います。上体を起こして着脱が可能となり、短時間で行えるため、患者さんの負担も軽減するでしょう。

　「点滴ラインが入っている」場合は、点滴をしていない側の腕から脱がせ、している側から着せます。点滴ボトルを袖に通す際に点滴ボトルと点滴筒を横に傾

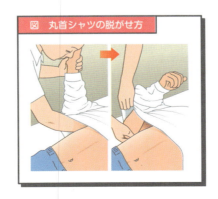
図　丸首シャツの脱がせ方

けたり、逆さにすると、点滴ライン内に空気が混入してしまう危険があるので気をつけましょう。また、血液の逆流を避けるため、点滴ボトルを常に刺入部より高い位置に保ちます。

「意欲が低下している」場合は、患者さんへの協力を促すための説明が必要となります。患者さんが"やってみよう"と思えるように言葉がけを工夫したり、行うタイミングに注意しましょう。

ほかにも起こりやすい想定外!

✳ 点滴をしている患者さんの寝衣交換をするときはどうしたらいいの?

寝衣交換のタイミングは、健康状態や点滴の量、検査の時間や面会の時間など患者さんの日課も考慮しつつ決めます。点滴指示が1本程度しかない場合は、

表　点滴中の寝衣交換の手順	
1	点滴の残量や滴下数を確認し、刺入部のテープ固定や接続部に問題がないかを確認する。
2	点滴をしている側に新しい寝衣を準備する（点滴側から着るため）。
3	点滴をしていない側の袖を抜く。
4	側臥位になってもらい、脱いだ寝衣を背部にしっかり入れ込む。その際に、点滴の刺入部やラインの屈曲、テンションがかかっていないかに注意する。
5	仰臥位に戻し、体の下から脱いだ寝衣を引き出す。
6	点滴側の袖を抜く。その際、刺入部に注意し、ラインを引っ張らないように気をつける。
7	ボトルをスタンドから下ろして、ボトルとラインを袖から抜く。この時、点滴筒をさかさまにしないように注意する。※注意点①
8	点滴側の袖を通す。ボトルとラインを袖に通し、ボトルをスタンドにかける。この際にも点滴筒をさかさまにしないように注意する。
9	上肢を袖に通す。
10	前身ごろを整える。
11	点滴をしていない側に側臥位になってもらい、寝衣を背部にしっかり入れ込む。その際にも、ラインのテンションがかかりすぎていないか、引っ張らないように気をつける。
12	仰臥位に戻ってもらい、寝衣を引き出し、袖を通して、前身ごろを整える。
13	背部のしわやたるみを伸ばす。
14	点滴ライン、残量、滴下速度を確認する。

点滴をしていないときに寝衣交換をすることもできます。ここでは、点滴が何本もあったり、持続点滴であったり、点滴中に寝衣が汚染する状況が生じたりする場合の、寝衣交換について説明します。

　点滴中に寝衣交換をする場合の注意点としては、①点滴セットのチューブ内へ空気が混入しないように点滴筒の液溜めが常時下に位置するようにする、②点滴筒の瓶針がボトルから抜け、ラインに空気が入らないようにする、③接続部が外れないようにすることがポイントです。そして、点滴中の患者さんの寝衣交換時には、脱ぐときは点滴をしていない袖から脱ぎ、着るときは点滴をしている側から着ることを原則とします。

　具体的な寝衣交換の方法を表に示します。一連の流れとして、これらをイメージし注意点と観察点に気をつけながら実施しましょう。

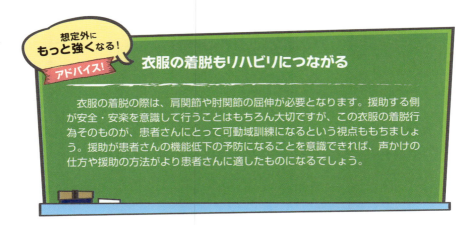

引用・参考文献
1）石塚睦子：臨地実習でうまくいく！寝衣交換，ナーシングキャンバス，5(6)，2017
2）堀内ふき，他：ナーシング・グラフィカ老年看護学（2）高齢者看護の実践，メディカ出版，2016

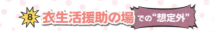

 **4 新生児を抱えようとすると
おむつが緩んで外れそうになっていて、
便がたくさん出ていた**

受け持ったのは、今朝生まれた新生児です。紙おむつに少量の便が付着していたので拭き取り、おむつ交換をしました。その後泣いているので抱きかかえようとすると、さっきつけたおむつが緩んでいて便がたくさん出ていました。こんなときどうしたらよいですか？

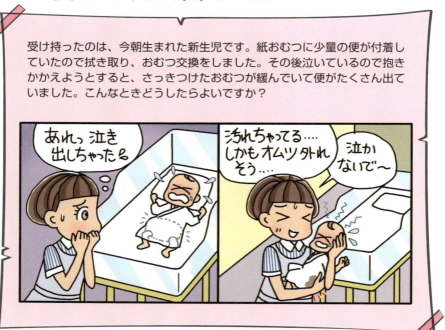

 この場面をお助け！

　おむつが外れそうな状態で便もたくさん出ているのにベッドに戻すと、産着、ベッドを汚染してしまいます。まずは指導者さんもしくは教員に声をかけて<mark>処置用シートをベッドに敷いてもらい、おむつを交換しましょう</mark>。または、指導者さん、教員の指導のもとで新生児室の安定した処置台に新生児を移動し、おむつ、清拭綿の準備を指導者さん、教員にお願いして落ち着いておむつ交換をしましょう。

　再びおむつが外れそうにならないように、<mark>おむつには皮膚とおむつの間に指が1～2本入る程度のゆとりをもたせます</mark>（図1）。交換時は新生児の呼吸や下肢の動きを妨げないようにします[1]。

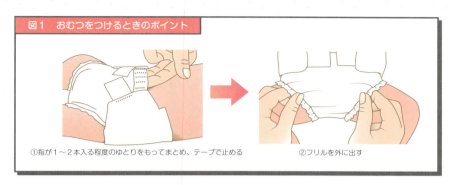

図1　おむつをつけるときのポイント

①指が1〜2本入る程度のゆとりをもってまとめ、テープで止める

②フリルを外に出す

 おむつ交換の根拠とポイント！

●新生児の排便の特徴

　新生児は、成人と比べてからだに対する消化管の比率が大きく、大腸で吸収される水分量以上に腸の粘膜から分泌される水分量が多いため、便の水分量が多くなります。また、新生児の直腸部は細いので便をたくさんためておくことができません。排便を司る神経のはたらきも未発達です。そのため、==便がたまるたびに1日に何度でも反射で排便をします==。

　さらに意識的に排便をコントロールすることができないため、動いたり、ミルクを飲んだり、胃や腸がちょっと刺激を受けるだけでも反射的に便が出てしまいます。

●おむつ交換時のポイント

　おむつのサイズが大きいと、股やおなか周りが緩んでしまいます。おむつの股周りはゴムシャーリングでできていて、ある程度伸縮しピッタリ合うようになっていますが、便や尿が漏れていないか確認しましょう。また、足の付け根などにおむつのゴムの跡がついていないか、赤くなっていないかなども観察しましょう。

　おむつは、==おなかの両サイドのテープでウエストに合わせて留めます==。新生児は動きが活発なため、しっかり留めていないとずり落ちたり、漏れの原因になります。逆にきつく留めすぎても苦しくなってしまいます。テープの位置は意外と難しいのです。

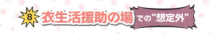

ほかにも起こりやすい想定外！

✲ 女の子のおむつ交換がわかりません

　経産のお母さんから「上の子が男の子だったので女の子のおむつ交換がよくわかりません」と質問されました。
　陰部はデリケートな部分ですので柔らかく水分を含んだおしりふきでそっと拭いて清潔にしてからおむつ交換をしましょう。女児は、左右の陰唇を尿道口と膣口が不潔にならないように、上から下へ拭いてください。男児は陰茎を拭き、その裏に便が付着しやすいのでしわを伸ばして陰嚢を持ち上げて拭き取ります。さらに亀頭の尿道口付近の汚れも拭きとりましょう。布おむつの場合には、女児は後ろを厚めにして、男児の場合は前を厚めに当てましょう。

✲ 赤ちゃんのおしりが赤くなっています

　初産のお母さんが、「完全母乳だと消化がいいですね。赤ちゃんのおしりが赤くなってきておむつかぶれのようです。赤ちゃんのおしりに触れるたびに痛そうでかわいそうです」と尋ねてきました。
　いつも清潔・乾燥した状態をキープできるよう意識して、汚れたおむつを長時間肌に接触させないことが基本です。便などで汚れがひどい時は、汚れを優しく拭き取った後に、おしりだけシャワーで流して座浴をさせてあげましょう。洗い流すというよりも、「お湯につける」というイメージで、こすらず優しくがポイントです。とにかく、便の成分をお湯で流してあげることが大切です。その後は完全に乾燥させてから清潔なおむつをつけてあげましょう。入院中であれば医師が診察し、塗り薬が処方されることがあります。処方されない場合は赤ちゃん用の保湿剤を塗って様子をみましょう。

✲ 災害時の赤ちゃんのおむつはどのように準備しますか？

　初産のお母さんから「もし、災害が起きて避難する時、赤ちゃんのおむつは、たくさん持っていけないですよね」と質問されました。
　スーパーの持ち手つきのビニール袋とタオルがあれば、以下のような手順で簡易おむつがすぐ作れます。

①はさみを使ってビニール袋を縦に裂きます。
②その上に清潔なタオルを敷きます。
③赤ちゃんのお尻をタオルの上に来るように寝かせます。
④大きさを調整します。
⑤持ち手を結んで固定します。
- 男の子であればタオルをやや前側に、女の子であればタオルをやや後ろ側にするると良いでしょう。
- 災害時には難しいですが、タオルは汚れたらすぐ交換してあげてください。

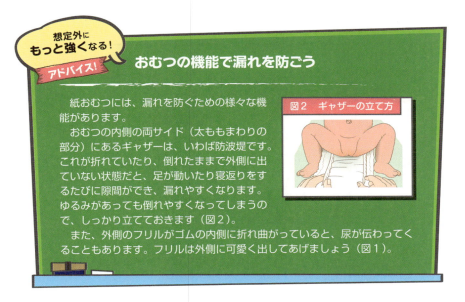

想定外にもっと強くなる！アドバイス！

おむつの機能で漏れを防ごう

　紙おむつには、漏れを防ぐための様々な機能があります。
　おむつの内側の両サイド（太ももまわりの部分）にあるギャザーは、いわば防波堤です。これが折れていたり、倒れたままで外側に出ていない状態だと、足が動いたり寝返りをするたびに隙間ができ、漏れやすくなります。ゆるみがあっても倒れやすくなってしまうので、しっかり立てておきます（図2）。
　また、外側のフリルがゴムの内側に折れ曲がっていると、尿が伝わってくることもあります。フリルは外側に可愛く出してあげましょう（図1）。

図2　ギャザーの立て方

引用・参考文献
1) 石村由利子編：根拠と事故防止からみた母性看護技術，医学書院，2014，p.451.
2) ベビータウン：正しい「当て方」してますか!?
http://www.babytown.jp/scene/omutsu/advice/004/index.html（最終アクセス日 2019/4/8）
3) 北川眞理子，谷口千絵編著：母性看護技術，メヂカルフレンド社，2015，p.258.
4) おむつのパンパースホームページ：赤ちゃんのお肌ケア　おむつかぶれの治し方
https://www.jp.pampers.com.（最終アクセス日 2019/4/8）
5) 東京都総務局総合防災部防災管理課：東京防災
https://www.bousai.metro.tokyo.lg.jp/1002147/1006044.html（最終アクセス日 2019/4/8）

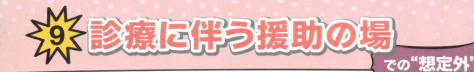

9 診療に伴う援助の場での"想定外"

1 高齢患者さんが痰を出せずに苦しそうにしている

誤嚥性肺炎の高齢患者さんが、自力で痰を出そうとしていますが出せずに苦しそうにしています。「痰が嫌な味や臭いがする」と訴え、咳嗽、発熱といった症状もみられます。どのような援助をすればよいでしょうか。

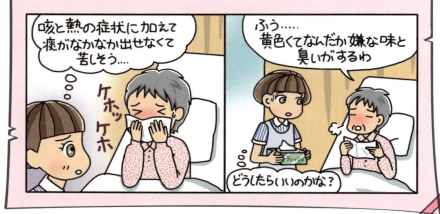

この場面をお助け！

　痰がたまりやすい場所は、鼻腔、口腔、咽喉頭、気管・気管支です。ケアではたまった痰が気道を塞いで呼吸を妨げることを防がなければなりません。自力で痰を喀出することができない患者さんには、痰の吸引が行われます。しかし、吸引は最終手段と考え、十分な水分補給とハフィングや体位排痰法により、できるだけ自力で痰を喀出できるようにする必要があります。

排痰ケアの根拠とポイント!

●痰の喀出の促進を図る方法

まず、十分に水分を補給します。1500mL以上/日を目安とします（心機能、腎機能に障害のある患者さんの場合は、医師と相談したうえで実施する）。水分が不足すると、痰の粘稠度(ねんちゅうど)が高まって喀痰困難の原因となります。痰の量が多い場合や、発熱などによって不感蒸泄が亢進している場合には、特に水分摂取量に注意します[1]。

●咳嗽法（ハフィングと体位排痰法）

次に、咳嗽法として、ハフィングと体位排痰法を行います。ハフィングは息を短く強く数回吐いてから、咳払いをして痰を吐き出す方法です。両腕で胸を引き絞るようにしながら、声門を開いて「ハッハッ」と息を吐きます。

痰が滞留する部位によってハフィングの方法は異なるので（図）、実施する前に痰の位置を聴診し、喀出後は肺野の副雑音などが消失しているか確認します。特に高齢者は痰を喀出しにくく気管支に残ることが多いため、聴診によって確実に痰の有無を確認することが重要です。

体位排痰法は、痰の滞留部位を確認し、その肺区域が上になるように体位をとり、痰を喀出する方法です。少なくとも5～15分程度はその体位を保持します。

図　痰の滞留部位によるフィジカルアセスメントとハフィング

痰の滞留部位	フィジカルアセスメント	ハフィングの方法
中枢気道の場合	1.「もう少しで痰が出そう」「息苦しい」など、患者は違和感を訴えることが多い 2. パルスオキシメーターで計測した際のSpO$_2$値低下や、呼吸数（RR）増加 3.「ゴロゴロ」とした痰貯留音 4. 聴診時に副雑音を聴取	深く息を吸い込んだ後、可能な限り速く短く「ハッ、ハッ」と息を吐く。これを1～2回行って痰を喀出する[1]。
末梢気道の場合	1. 中枢気道に痰がたまっている場合に比べ、違和感を感じにくく、他覚的にもわかりにくい場合が多い 2. 聴診で副雑音の聴取や、肺胞呼吸音の減弱	中程度の吸気の後、軽く口を開いてゆっくり長く「は～」と胸郭と腹筋を使って息を絞り出す。呼気の最後は腹部に力を入れて息を絞り出す（腹圧式呼吸）。痰が末梢気道にあった場合には、徐々に中枢気道に上がるため、「ゴロゴロ」とした痰貯留音などを聴取したら、上記と同様にハフィングを行う[2]。

9 診療に伴う援助の場 での"想定外"

ほかにも起こりやすい想定外!

✳ 誤嚥性肺炎の患者さん、経口摂取が可能になり3日目、元気がなく酸素飽和度（SpO₂）が下降している

　本事例の患者さんは、誤嚥性肺炎で入院していましたが言語聴覚士（ST）のもとで経口摂取が可能になり、1日1回のゼリー食をとても楽しみにしていました。3日目に元気がないので酸素飽和度（SpO₂）を測定すると85%まで下降していました。

　まずは痰が貯留していないか確認しましょう。さらにバイタルサインを測定し、胸痛の有無、呼吸困難などはないか観察しましょう。痰の量が多い場合は咳嗽法（ハフィングと体位排痰法）を行いましょう。深呼吸を促すのも良いです。行ったあとも酸素飽和度（SpO₂）の上昇がみられない場合は、速やかに実習指導者さんに報告しましょう。

✳ 大腿骨頸部骨折の手術を受ける高齢女性患者さん、術前呼吸訓練中に「手術が不安で」と泣きだしてしまった

　一人暮らしで転倒して大腿骨頸部骨折を受傷した患者さん、医師の説明を受け手術の承諾はしましたが、不安を訴えています。まず患者さんの手術に対する不安についてじっくり聴きましょう。気持ちが落ち着き説明を受け入れられるようになったら、なぜ呼吸訓練が必要なのかゆっくりわかりやすく説明することが必要になります。

　訓練当初は、仰臥位になり腹式呼吸の訓練を行います。次第に体位を起こし、自分のペースとリズムで行うようにします。腹部に手を置き、鼻から息を吸いながら、腹部に置いた手と手の間が離れていくように息を吸います。次に腹部がへこむように、口をすぼめてからゆっくりと息を吐く。呼気時に口すぼめ呼吸を行うことで軌道の内圧を高め、気道のつぶれやすさを抑えることにより、肺胞にたまった空気を吐ききることができます。また、術後は創痛や疲労感によって咳嗽が効果的に行えない場合が多いです。そのため、術前から咳嗽訓練を行うことは術後合併症予防に効果的です。ハフィング法の練習を取り入れましょう。一方的な説明にならず患者さんの反応をみながら行いましょう。

また、言葉で説明するだけではなく、字を大きくし図を取り入れたリーフレットを使用してもよいでしょう。

✳ 肺炎患者さんの清拭をするとき、右下肺野に透過性低下がみられ、呼吸数が多く SpO₂ 値は低下していた。どうしたら安全に行えますか？

　右下肺野に透過性低下がみられ呼吸数は 34/ 分と多く SpO₂ 値は 88％と低下が認められた患者さん、右肺に炎症が起きている場合に、左肺を下にした左側臥位をとると健側の左肺への血流が増加し、健側でのガス交換が行われやすくなります。さらに右肺に貯留した痰が喀出しやすくなり酸素化の改善につながります。呼吸の深さやリズムの変化、喀痰の性状や量・色の変化を観察しどのような行為・活動で呼吸困難が出現・増悪するかを観察しながら患者さんへの負担が少なくなるようケアは2人で行いましょう。清拭時は蒸しタオルを数枚準備し、顔・頸部、上肢、胸部・腹部、下肢、陰部、後頸部、背部・殿部の順に拭くことで、体位変換を左右の側臥位1回と最も少なくして行うようにしましょう。蒸しタオルで拭いた後はバスタオルで水分を拭き取りましょう。また、不必要な露出を避け 15 分〜20 分くらいで速やかに行いましょう。終了後に観察も行いましょう。

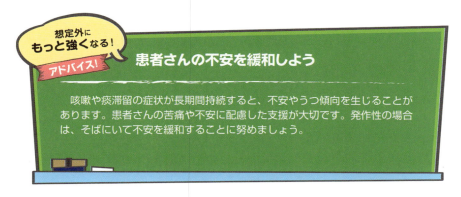

引用・参考文献
1) 高木永子監修：看護過程に沿った対症看護，第4版，学研メディカル秀潤社，2014，p.210．
2) 田中越郎：イラストでまなぶ人体のしくみとはたらき，第2版，医学書院，2011．
3) 道又元裕：関連図と検査で理解する疾患 病態 生理パーフェクトガイド，総合医学社，2017，p.43．
4) 小野澤圭子：X線，CT，MRI 画像の見方，ナーシング・キャンバス，6(1)：35，2018．
5) 任和子他編：根拠と事故防止からみた基礎・臨床看護技術（第2版），医学書院，2017．

2 患者さんの持続点滴の刺入部が腫れていた

受け持ち患者さんは、発熱と食欲不振のため、24時間持続で点滴静脈内注射を行っています。約束していたケアを始めようとベッドサイドに行くと、患者さんから「点滴が入っているところが痛い」と言われました。刺入部を観察すると腫れているようなのですが、こんなときどう対処すればよいでしょうか？

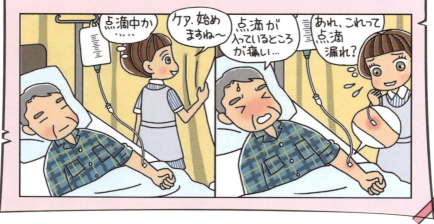

この場面をお助け！

　点滴静脈内注射を持続で行っている場合、留置時には正確に滴下していたとしても、何らかの原因により薬液が血管の外に漏出してしまう可能性があります。薬液の漏出が考えられる場合は、留置針の刺入部周囲の皮膚が赤くなったり（発赤）、熱をもったり（熱感）していないか、腫れ（腫脹）や痛み（疼痛）はないかを確認します。さらに点滴ルート内への血液逆流の有無、点滴の滴下状態を観察し、速やかに看護師さんに報告しましょう。
　点滴が血管外に漏れている場合は、一度点滴を中断して留置針を抜去し、別の部位に留置します。これらの援助は看護師さんが行うので、しっかり見学しておきましょう。

点滴静脈内注射の根拠とポイント！

●点滴刺入部の観察は常に重要

　点滴静脈内注射を持続で行う場合、一般的に針部（カテーテル部）がポリウレタンやテフロンなどでできている静脈留置針を使用するため、数日間の留置が可能[1]になります。しかし、点滴のルートが引っ張られて留置針が抜けてしまったり、留置針が入っている血管内膜が損傷して静脈炎を起こしてしまったときなど、様々な原因で薬液が血管外に漏出してしまうことがあります（図１）。

　受け持ち患者さんが点滴静脈内注射を行っている場合は、==刺入部に発赤、腫脹、熱感、疼痛はないか、点滴ルートや刺入部が圧迫されていないか、血液が逆流していないか、滴下速度は正確かなどの観察を定期的に行いましょう==（図２）。

　特に高齢患者さんは、皮膚の脆弱化に伴い点滴が漏れやすくなりますが、痛みに対する感覚が鈍くなっていて自分では気づかないこともあるので、注意して観察します。意識障害などで異常を訴えられない患者さんにも注意が必要ですね。

●点滴漏れに気づいたら、速やかな対処を

　薬液が血管の外に漏出すると周辺組織が損傷してしまうため、速やかに点滴を終了し、留置針を抜去する必要があります。==一般的な輸液の場合、点滴が漏れた部位は自然に回復するので、患者さんが安心できるように説明しておきましょう==。

　また、腫脹などの軽減に20℃前後の冷罨法が効果的である[2]との研究報告もありますが、実施しないほうが良い薬剤もあるので、医師や看護師に相談して対応を決めるとよいでしょう。

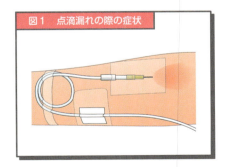

図１　点滴漏れの際の症状

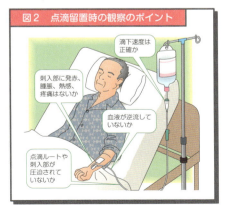

図２　点滴留置時の観察のポイント

ほかにも起こりやすい想定外!

✷ 持続点滴中の患者さんが「点滴のチューブの中に空気が入っている!」と慌てていた

「血管の中に空気が入ると死んでしまう」もしくは「非常に危険だ」という認識は、多くの患者さんがもっています。このため、自分に留置されている輸液ラインに空気が混入しているのを発見すると不安や恐怖を感じ、慌ててしまうのは当然のことといえます。このとき、「大丈夫ですよ」と言う程度で簡単にすませてしまっては、患者さんが安心して治療を受けられないだけでなく、信頼関係を失いかねません。

血管内に入った空気は、血液とともに心臓まで運ばれ、右心房→右心室→肺動脈と流れていきます。最終的には肺毛細血管に到達し、徐々に血液中に溶け、ガス交換により排出されてなくなっていくため、少量の空気の混入であれば人体に大きな影響は与えません。しかし、大量の空気が血管内に入ると、心臓から肺動脈へ流れたところで空気塞栓の状態となり、毛細血管まで血液がいかなくなります。このため胸痛を伴う呼吸困難を呈したり、急性循環障害で死亡するなど重大な問題につながる危険性があります。

では、血管内に入ると危険な空気の量とは、どのくらいでしょうか。明確な安全基準は示されていませんが、様々な報告を総合的に判断し、10mL 程度が安全限界と考えられているようです。持続点滴に使用される成人用輸液ラインの内径は一般的に 2.28mm で、輸液ラインの全長 120cm が仮に空気だった場合でも、体内に注入される空気は計算上 4.8mL であるため、問題は発生しないといわれています[3]。

これらのことから小さな気泡が体内に入っても大きな影響はないと思われますが、患者さんにとっては気持ちのよいものではありませんね。看護師さんを呼んでくることを伝え、すぐに実習指導者さんに報告しましょう。看護師さんが空気を取り除いたり、もしすでに体内に入ってしまった場合には空気は自然に体外に排出されるので安全であることを説明することになりますので、見学するとよいですね。患者さんの不安や訴えを十分に傾聴することも大切です。

✸ 患者さんから、「心配だから点滴チューブに入っている空気を抜いてほしい」と頼まれた

　仮に1cmの長さの空気が輸液ラインの中に入っている場合、計算上、空気の量は約0.04mLと微量です。それでも患者さんにとっては不安材料になりますので、空気をみつけたら取り除くことが必要です。しかし、安全な操作が必要となりますので、実習指導者さんに伝えて対応してもらいましょう。

　空気の取り除き方としては、まず輸液ラインのクレンメを閉め、空気がクレンメより上にある場合は、ラインを指ではじくようにして刺激を加え、滴下筒まで押し出す方法があります。他には閉鎖式輸液プラグや輸液ラインの接続部から、注射器で吸引する方法もあります。看護師さんがどのような処置を行っているか、よく見学しておきましょう。輸液ラインの中の空気は、輸液バッグが空になってしまい、点滴筒よりも下まで輸液が流れてしまったり、プライミング（輸液ラインの中に薬液を満たす作業）の際に発生しやすいので、空気を混入させないための観察や技術の習得が必要ですね。

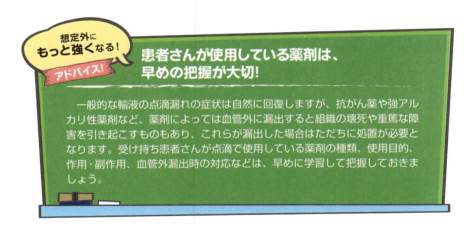

想定外にもっと強くなる！アドバイス！

患者さんが使用している薬剤は、早めの把握が大切！

　一般的な輸液の点滴漏れの症状は自然に回復しますが、抗がん薬や強アルカリ性薬剤など、薬剤によっては血管外に漏出すると組織の壊死や重篤な障害を引き起こすものもあり、これらが漏出した場合はただちに処置が必要となります。受け持ち患者さんが点滴で使用している薬剤の種類、使用目的、作用・副作用、血管外漏出時の対応などは、早めに学習して把握しておきましょう。

引用・参考文献
1）任和子，他：系統看護学講座　専門分野Ⅰ　基礎看護技術Ⅱ，医学書院，2017，p.323．
2）武田利明：看護学における実証的研究の取り組み　技術の根拠と効果の探究，日本看護技術学会誌，3（1）：5-9，2004．
3）玉木ミヨ子編：看護学生必修シリーズ"なぜ？どうして？"がわかる基礎看護技術，照林社，2005，p.113-115．

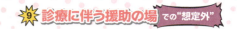

 診療に伴う援助の場での"想定外"

★3 早期離床が必要な術後の患者さんに「傷が痛むから動きたくない」と言われた

術後1日目の患者さんに早期離床目的で歩行を勧めたところ、「傷が痛むから動きたくない。ゆっくり休ませてほしい」と言われました。患者さんも早期離床の利点は理解しているようですが、どのように離床を進めればよいのでしょうか？

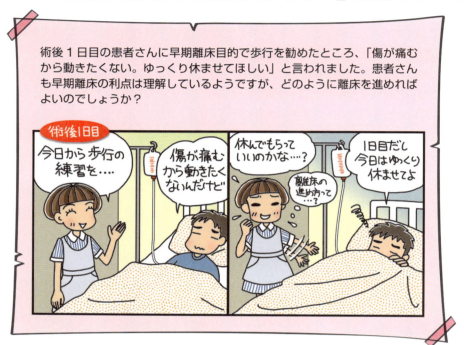

 この場面をお助け！

　周手術期看護では手術後起こりうる合併症を予測し、手術前から早期離床の効果を説明しますので、患者さん自身も離床の必要性をわかっているでしょう。しかし、手術後の患者さんは疼痛、発熱、全身倦怠感など多くの身体症状を体験します。さらにチューブ類による体動制限で苦痛や不安の増強も伴うので、患者さんの心身の状態を観察しながら離床を行う必要があります。ここでは、「傷が痛むから」と言っているので無理に離床を勧めず、==看護師さんに患者さんの身体状況を報告し、疼痛コントロールをしながらどのように離床を進めていくのか相談するとよいでしょう。==

Point 離床援助の根拠とポイント！

●患者さんが"歩きたい"と思う状況をつくる

　<mark>離床には患者さんの心身の準備が必要です</mark>。バイタルサインが安定しているか、悪心などの気分不快となる症状がないか、疼痛がコントロールされているか、不整脈や心不全を示す症状がないか、また、患者さんの気持ちが主体的に取り組める状態にあるのか確認します。苦痛や不安を最小限にする援助に取り組みましょう。

●状態変化に注意しながら少しずつ進める

　術式や患者さんの状態によって異なりますが、離床の進め方の一例を示します。

ステップ1…ベッド上で四肢の屈伸運動や体位変換をします。<mark>創部を押さえて保護しながら動くと疼痛緩和になります</mark>（図1）。

ステップ2…ベッド上で起座位をとります。<mark>起立性低血圧を予防するためにベッドの角度はゆっくり上げていきます</mark>。気分不快とならないか確認しながら姿勢を保持します（図2）。

ステップ3…ベッドで端座位をとります。側臥位から肩の横に手をつき、上体を起こしながら両足を下ろします（図3）。

ステップ4…座った状態で足踏み運動をします。

ステップ5…ゆっくり立位をとり、歩行訓練を開始します。<mark>腹圧がかからないようにベッド柵につかまり、両足をしっかり床に着けます</mark>。

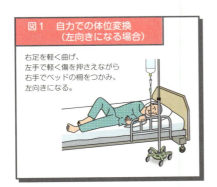

図1　自力での体位変換（左向きになる場合）

右足を軽く曲げ、左手で軽く傷を押さえながら右手でベッドの柵をつかみ、左向きになる。

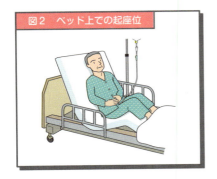

図2　ベッド上での起座位

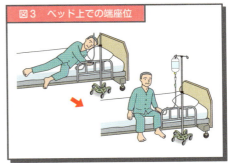

図3　ベッド上での端座位

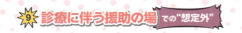

ほかにも起こりやすい想定外!

✳ 検査終了後、看護師さんが不在。学生一人で病棟に移送していい?

　<mark>検査室から看護師さんに連絡してもらい、看護師さんとともに病棟に戻りましょう。</mark>受け持ち患者さんの状態をよく理解しているつもりでも、検査後であり、移動中に症状の訴えや病状変化が起きた場合、自分一人で対処できるのか考えてみましょう。

　たとえば、トイレに行きたいと訴えがあっても場所がわからないとか、エレベーターに乗る時に閉じかけたドアに挟まりそうになるなど、病室までにさまざまな危険が想定されます。その危険に対して看護師は安全対策をとれますが、学生は不十分であり、責任をとることもできません。学生は、できないことを恥ずかしいことと思わず、学習者であることを忘れずに、<mark>自分のできるケアはどこまでなのか理解して実習に臨むことが大切です。</mark>

✳ 患者さんが転倒していた

　転倒を発見した時は、<mark>患者さんに「大丈夫ですか! すぐ看護師さん呼びますね」と声をかけ、そばにいる看護師を呼びましょう。緊急時や患者さんのそばを離れられない場合は、速やかにナースコールで助けを呼びます。</mark>

　医療事故の中で患者さんの転倒や転落の占める割合は高いです。いつどこで遭遇するかわかりませんので、対処として身につけておきましょう。発見時は「何とかしなければ」と、自分一人の判断で行おうとせず、患者さんの安全を第一に考え、勇気を出して看護師に声をかけることが大切です。日頃から、"ホウレンソウ"報告・連絡・相談を習慣づけましょう。

✸ 転倒してがっかりしている患者さんへの対応どうする？

　患者さんは他者に力を借りることに「申し訳ない」「情けない」といった思いや忙しそうな看護師に遠慮して声をかけにくいなどの理由から、自力で日常生活を行おうとして転倒を引き起こすことが考えられます。==患者さんの気持ちを理解し、責めたり問い詰めたりしてはなりません==。学生は患者さんのそばにいることで、患者さんがどのように日常生活を過ごしたいのか聞くことができます。できる限りその生活を過ごせるよう支援していきましょう。1日のタイムスケジュールを把握し、手助けが必要な時間に必ず訪室することで、患者さんが依頼しやすい環境を作ることができます。ただし、依頼内容が学生の実施できるものか判断に困った時は、看護師さんに相談しながら日常生活行動の拡大を図りましょう。

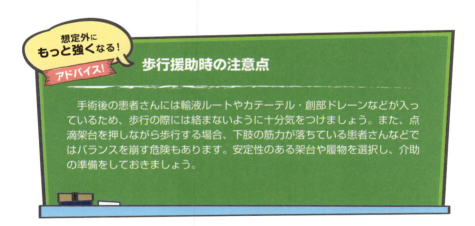

引用・参考文献
1）川本利恵子，中畑高子監修：ナースのための最新術前・術後ケア，学研メディカル秀潤社，2012，p.79.
2）小野寺久監修：ナースのためのやさしくわかる手術看護，ナツメ社，2012，p.153.
3）中島恵美子他：ナーシンググラフィカ成人看護学⑤ 周手術期看護　第2版，メディカ出版，2013，p.31.
4）本江朝美編集：看護学生のための臨地実習ナビ，照林社，2013.

おわりに…看護技術を学ぶ皆さんへ

看護の専門性と看護技術の本質

1. 看護技術とは何か?

　看護技術（nursing art）とは、「看護の問題を解決するために、看護の対象となる人々の安全・安楽を保証しながら、看護の専門的知識に基づいて提供される技であり、またその体系を指す。看護技術は、目的と根拠をもって提供されるものであり、根拠に基づく専門的知識は熟練・修練により獲得され、伝達される。また、看護技術は、個別性をもった人間対人間のかかわりの中で用いられるものであり、そのときの状況（context）の中で創造的に提供される」と定義されています[1]。

　看護を「Art」や「Science」と表現する偉人には、微妙にニュアンスは異なりますが、ナイチンゲール、ウィリアム・オスラー、アルバート・アインシュタインといった諸先生が存在します。「看護は新しく生まれた Art であり Science である」（ナイチンゲール）、「看護や医療の実際は、科学に裏打ちされた一つの"技"である」（ウィリアム・オスラー）、「看護は科学でありアートである」（アルバート・アインシュタイン）などです。

　Art とは一般に芸術や美術といった意味で捉えられます。しかし Art には「技術」という意味があり、さらに巧みな技、コツとされており、単に手順や要領などではないことがうかがわれます。巧みな技には当然エビデンスが必要です。技術にはスキル、テクニック、テクノロジーなど多様な言葉がありますが、看護技術に関しては Art が最もふさわしいのではないでしょうか。また、何もないところから相手と信頼関係を築き、その人のニードを満たすために一回限り、一人ひとりに適したものを両者で創り上げていくものと考えると、「芸術」と捉えてもよいかもしれません。

　一方、Science は体系化された知識や経験の総称であり、さらに Art と同様にわざ、術という意味も含まれています。看護技術には必ず何らかのエビデンスが存在します。看護師の思いや感情だけでは成り立ちません。エビデンスを明確にするために、なぜその技術が必要か、どのようにすれば効果的か、患者さんにとって安全・安楽・自立が保たれているか、といったことを繰り返し自問自答しているのです。看護職が、実践しながら振り返り模索する反省的実践家と言われ

るゆえんです。

　つまり「Art」と「Science」は2極分化して表現されるのではなく、重なる意味合いで使われていると思われるのです。この2つの要素が保たれて初めて看護技術と言えます。看護技術は看護の専門家が行うものであり、専門家が行う技術は、素人が行うものとは明らかに異なるものでなければなりません。

2. 看護技術は誰のために行うのか？ ケアリングの重要性

　この問の答えは看護技術の目的にあります。その人に行う看護技術が「安全・安楽・自立」をめざしたものであるかどうかということです。つまり、実施する看護師が満足するために行うのではなく、技術を受けるその人のために行うのです。病はその人のQOLを著しく阻害します。看護技術はQOLを阻害された人々に寄り添い、生活を整え、気持ちを癒やし、希望をもたらすものです。どんなに多忙でも、いかなるスペシャリストの資格を得ても、忘れてはならないことです。

　では、医療現場においてこのことが十分行われているでしょうか？　たとえば、枕を交換するとき皆さんはどのような行動をとるでしょう？　原則では、患者さんの首に負担をかけず、両手を用いて行います。原理はてこの原理を活用して、片方の手で頭を固定して挙上し、片方の手で枕を入れ替えます。この原理原則はどのような患者さんにも普遍です。しかし、臨床現場では忘れ去られがちではないでしょうか。

　筆者が患者として入院したとき、術後の氷枕の交換時に、頭部を固定しないまま枕を引き抜かれた経験があります。鎖骨が創部だったため、疼痛に声を失いました。他の患者さんに対しても、胃瘻と経管栄養の連結チューブに空気が入ったまま注入する、点滴がボトルに残っているのに時間だからと交換する、人工鼻を装着している気管切開患者のネブライザーを口から行ったり、人工鼻の上にマスクを置いて行ったりといった行動を目の当たりにしました。気管切開からの吸引の技術は、看護師によって大きな違いがあり、体位ドレナージやスクイージングなどを行い、痰を吸引チューブの届く気管まで上げてから、ゆっくりとチューブを入れ、1、2回で吸引する看護師もいれば、勢いよくチューブを挿入し、何度も激しく動かす看護師もいました。もちろん後者の場合は、痰が引ききれず、患者さんが何度もナースコールをしていました。髭剃りもされず、口腔内は汚染し、

おわりに…看護技術を学ぶ皆さんへ
看護の専門性と看護技術の本質

ナースコールで呼んでもしばらく誰も訪れてこないどころか、切られて、なかったことにされていたということもあり、日常生活援助も診療の補助技術も十分ではない現状でした。「忙しい」という字のとおり、心を亡くした結果と言えます。ではなぜこのようなことが起こるのでしょうか。それは「看護技術」を行うという自覚と、「看護技術は患者のために行う」という哲学が抜け落ちているからではないでしょうか。知識が足りなければ然るべき人に聞く、自信のないままに行わない、そして看護技術の目的を意識するといったことが日常的に繰り返されていれば起きないことだと思います。

　「看護技術」が単なる「作業」で終わらないために、看護技術観・看護技術哲学を持つことは重要なことです。看護の専門家は、行為としてのケア（看護技術）と、相手への気遣い・配慮（ケアリング）を同時にやってのけていると言われます。筆者は洗髪をしていただいた経験から、まさにこの両方を同時に体験しました。笑顔で洗髪を勧められ、療養の辛さや今後の不安などを尋ねられるなかで、気持ちがほぐれ、回復の実感と生き返ったような爽快感がもたらされました。適切な体位により術後の痛みが発生することもなく、短時間で手際よく行われました。あらためて看護技術の素晴らしさを体験し、その看護師への感謝の念を深めたのです。

　筆者は授業で看護技術を担当する際には、テクニカルな面はもちろんですが、看護技術観を随所に盛り込み、学生の思考を刺激することを心がけています。看護活動は予期せぬことが連続して起こります。そのときに選択される看護活動は看護技術観によると考えるからです。そこで、以下のことをお伝えします。

① 看護技術は人間の尊厳を保つ倫理的行為を必ず含んでいる。心が伴わなければ "作業" である。

② その時その場の1回性、対象に合わせた個別的行為。人の数だけ方法がある。

③ 専門家の技術は、素人とは明らかに異なる結果を出すものでなければならない。

④ 理論なき実践は盲目、実践なき理論は空虚。

⑤ 対象の持つ力を引き出し、人と人との関係性のなかで実践される。

3．看護の独自性＝反省的実践家としての看護職が行う看護技術の独自性

　看護の独自性は何か、明確化できないまま何十年も問われ続けています。それは、看護が生活者の支援に根ざしていることによる活動の曖昧さや、医学、心理学、社会学、生物学、薬理学、倫理学などの様々な学問とつながり広く浅くパッチワークのような様相を呈していることなどによると考えられます。さらに看護の活動内容は多岐に及び、医師、介護福祉士、社会福祉士（SW）、栄養士、理学療法士、作業療法士、言語聴覚士などとの境界が交じり合っている点にあります。言い換えれば、他職種で行える内容を持ち合わせているのです。チーム医療が叫ばれている今、看護にしかできないことは何か、看護の独自性を明らかにすべき時期に来ていると言えます。

　ヘンダーソンは「看護独自の機能は、病人であれ健康人であれ各人が、健康あるいは健康の回復に資するような行動をするのを援助することである。その人が必要なだけの体力と意志力と知識とを持っていれば、これらの行動は他者の援助を受けなくても可能であろう。この援助は、その人ができるだけ早く自立できるようにしむけるやり方で行う（後略）[4]」と述べています。普遍的な表現として看護教育の場で活用されていますが、他職種に置き換えることも可能です。「療養上の世話」を行う類似の職業の台頭は目まぐるしく、看護の独自性が脅かされていることも事実です。日本介護福祉士会は介護福祉士の専門性について定義していますが（平成26年度）、看護の専門性・独自性についてはまだ抽象度が高く、明確な定義は看護職の課題なのです。「曖昧なエビデンスによる行為」、「雑な療養上の世話」は看護援助とは言えません。エビデンスのない「作業」が横行し、看護職が「看護技術」を行うという自覚と、「看護技術は患者のために行う」という哲学が抜け落ちる限りは、独自性を謳うことはできないでしょう。このままでは、看護の専門家像は、社会構造の複雑化と価値観の多様化などの中で、危機に瀕することになると言えるように思います。

　ショーンは、専門家の定義を「技術的熟達者」から「行為の中の省察」に基づく「反省的実践家」としています。「反省的実践家」は、実践しながら、自らの実践を振り返り反省することによって、自己と対話し、専門家として自分自身を成長させていこうとします。そこに専門家の姿があります。看護技術は看護の専門家が行う技術です。どんなにテクニカルな実践に長けようと、「行為の中の省察」を怠り、多忙のなかで忙殺されることを繰り返せば、看護の独自性・専門性

189

は衰退の一途をたどることになるでしょう。看護における「行為の中の省察」の焦点は、ケアリングにあります。「行為の中の省察」を追求し続け、相手への気遣い・配慮を中核に「看護技術」が提供されることが必要です。

チーム医療が浸透し、さらに看護の独自性が問われている現在、筆者は下記の問を様々な機会に問いかけています。

① 看護師が行う日常生活援助と、介護職が行う日常生活援助は何が違うのか？

② 看護師が行う洗髪と美容師が行う洗髪は何が違うのか？

③ 看護師が行う運動療法と理学療法士が行う運動療法は何が違うのか？

④ 看護師が行う食事指導と栄養士が行う食事指導は何が違うのか？

⑤ 看護師が行う服薬指導と薬剤師が行う服薬指導は何が違うのか？

4. まとめ

　看護技術は看護が専門職であり続けるための宝です。ベナーが定義する熟達ナースは、分析ツールを用いなくとも患者さんへの援助の手を自然に差し伸べることができます。その境地にたどり着くためには、何度も練習し、いくつもの失敗を積み重ねて行くことが最大の近道でしょう。学校で学ぶ科学の知から、臨床の場での臨床の知へと知の拡大・移行が行われるためには、ひたすら実践を繰り返すことが必要です。学生時代の臨地実習、卒業後の実践の中で培われるものなのです。「看護技術」の根幹となる専門職としての"看護観"、「技術的熟達」と「行為の中の省察」、ケアリング、これらを併せ持つ看護技術が提供されるならば、看護の専門性・独自性は専門家の行うものとして発展していくでしょう。

引用・参考文献

1）日本看護科学学会看護学学術用語検討委員会第9・10期委員会：看護学を構成する重要な用語集，日本看護科学学会，2011，p.8.

2）湯槇ます監修：ナイチンゲール著作集全3巻，現代社，1975.

3）http://www.nursing.gr/theory/theory.html

4）日本看護協会ホームページ：国際看護師協会（ICN）ICN看護の定義，
https://www.nurse.or.jp/nursing/international/icn/document/definition/index.html（最終アクセス 2019/5/22）

5）ウィリアム・オスラー著，日野原重明，仁木久恵訳：平静の心 新訂増補版，医学書院，2003.

6）ドナルド・ショーン著，佐藤学，秋田喜代美訳：専門家の知恵～反省的実践家は行為しながら考える，ゆみる出版，2001.

7）パトリシアベナー著，井部俊子訳；ベナー看護論―初心者から達人へ，医学書院，2005.

索 引 INDEX

英数字

90°ルール	101
ADL	142
CDC ガイドライン	141
closed question	13
open question	13
SpO$_2$	34, 176
ST	176

あ

噯気	74
垢	144
圧反射	33
安静度	142
安定性	104
安楽な食事姿勢	59
安楽な体位	135

い

言いかえ	15
溢乳	156
衣服着脱援助	167
医療面接	11
インシデントレポート	52
咽頭期	67
陰部洗浄	88, 138

う

ウェスティンのプライバシー分類	23
ウォッシュクロス	118

え

エア入り	44
栄養剤	72
栄養チューブ	71, 73
エネルギー制限	62

嚥下	67
一体操	69
一能力の低下	146
一反射	67
塩分摂取量の制限	62

お

嘔吐	70
一症状を誘発	61
オウム返し	13
オープンクエスチョン	21
悪心	70
おむつ交換	86, 171
おむつの種類	87
温罨法	90
温水洗浄便座	141
女の子のおむつ交換	172
温熱性発汗	32

か

ガーグルベースン	146
外殻温度	31
咳嗽法	175
角質	144
核心温度	31
喀痰困難	175
拡張期血圧	27
重ね着	161
臥床安静	51
臥床患者	51
活動と休息のバランス	112
可動域制限	138
下葉	43
身体の大きい患者	163
環境援助	50
環境整備	56
患者さんの私物	52

関節拘縮	100
感染防止	140
含嗽	146
患側	158
浣腸	82

き

期外収縮	38
起座位	59
義歯の洗浄方法	153
基礎代謝量	58
気分不快	70
仰臥位	42
起立性低血圧	183

く

グリーフケア	117
クリーム	144
グリセリン浣腸	82
車椅子移乗	106
クレンメ	159
クローズドクエスチョン	21

け

経管栄養	70
頸部屈曲位	148
痙攣性便秘	93
ケープ	131
血圧測定	27
血液駆出	39
欠代	38
結代	38
ゲップ	74
ケリーパッド	130
言語聴覚士	176
健側	158

191

こ

口腔期	67
口腔ケア	146
口腔内細菌	150
口腔粘膜	72
後屈姿勢の洗髪	137
後頸骨動脈	26
拘縮した手	123
拘縮した指	122
拘縮予防	123
甲状軟骨	68
効率性	104
高齢者の皮膚	118
声かけ	111
誤嚥	60, 74
誤嚥性肺炎	150, 174
誤嚥予防	147
呼吸音聴診	43
呼吸測定	34
骨盤底筋群訓練	96
骨盤底筋体操	85
子どもの血圧測定	49
子どものバイタルサイン測定	47
ゴム製便器	79
ゴム囊	26
コロトコフ音	29

さ

サーカディアンリズム	113
座位	42
災害時の赤ちゃんのおむつ	173
座位保持	98
差し込み型便器	79
さし湯	115
酸素飽和度	176

し

シーツ交換	50, 87
刺激伝導脈	39
自己開示	12
事前アセスメント	151
持続点滴	160, 178
自尊感情	95
舌苔	152
膝窩動脈	26
実習中の禁止行為	65
実測式測定法	32
室内環境	54
室内の温度	54
室内の湿度	54
児頭	154
耳内音	32
シャワーチェア	126
シャワーボトル	140
シャワー浴	128
収縮期血圧	27
周手術期	182
着恥心	85, 95
―への配慮	139
受光部	36
腫脹	178
術前呼吸訓練	176
授乳	74
―後の排気援助	75
手浴	122
準備期	67
状況別着脱援助	167
静水圧	128
上葉	43
上腕中点	27
食形態	68
食後薬	19
食事介助	58, 66

食事姿勢	68
食事制限	62, 63
褥瘡	101
食道期	67
食間薬	20
自力体動	86
自律神経	92
寝衣	131
―交換	87, 158
新生児の授乳	74
新生児の排便	171

す

吸い飲み	152
水分摂取量	64
―の制限	62
スポンジブラシ	149

せ

生理的変動因子	39
背縫い	163
背抜き	103
セミファーラー位	76
先行期	67
全身清拭	118
扇子折り	162, 165
尖足	99
洗髪援助	130
洗髪シート	136
洗髪車	130
洗髪台	134

そ

早期離床	182
瘙痒感	120
側臥位	51
―をとれない患者	51

足底の安定	68
足背動脈	26
足浴	114, 142
―の効果	116
―用のバケツ	145

た

体圧分散ケア	101
体圧分散枕	103
体位排痰法	175
体位変換	183
体温測定	30
大臣	93
多床室	23
脱健着患	159
縦結び	161
他動的ストレッチ	125
端座位	183
痰の喀出	175
痰の滞留部位	175
ダンピング症状	70

ち

チアノーゼ	76
昼夜逆転	112
腸管運動	91
聴診器	42, 43
―カバー	47
腸蠕動	90
沈黙	11

つ

ツボ押し	93
爪が剥離	165
爪が肥厚	165

て

滴下速度	72
天枢	93
点滴刺入部	179
点滴静脈内注射	178
点滴中の寝衣交換	168
点滴の滴下状態	106
点滴漏れ	179
転倒	185
殿部筋	99
殿部の洗浄	88

と

トイレ誘導	94
疼痛	178
頭髪・頭皮の汚れ	132
動脈血酸素飽和度	34
閉ざされた質問	13
ドライシャンプー	135
とろみ	60, 67

に

日常生活行動の拡大	185
入浴介助	126

ね

熱感	178
粘度	67

の

のどぼとけ	68
飲み込みにくい食材	60

は

排気	74
排泄援助	78

排尿状況	89
排尿日誌	96
排便反射	82
発光部	36
ハフィング	175
―法	176
パルスオキシメーター	34
ハンドロール	123

ひ

皮下脂肪	119
病状	142
病床環境	24
開かれた質問	13

ふ

ファーラー位	36, 124
不感蒸泄	50, 175
腹圧	92
副交感神経	92
腹部膨満感	90
腹部マッサージ	90
浮腫	142
不整脈	38
フットレスト	106
プライバシー	95
プライミング	181
プレパレーション	47
プローブ	36
プロセスレコード	17
噴門部	77

へ

平衡音	31
閉鎖式輸液プラグ	181
ペースト	60
ベッドアップ	99, 102

ヘッドの小さい歯ブラシ	150
ベッドメイキング	52
ベル面	45
片麻痺	80, 98, 109
ペンライト	149

ほ

ポータブルトイレ	140
歩行訓練	94
ポジショニング	105
保湿外用剤	121
発赤	178
ボディメカニクス	51, 104
哺乳びん	77

ま

膜面	45
末端部の血行	115
麻痺側	98
丸首のシャツ	166
マンシェット	26
―の幅	49

み

脈圧	27
―測定	34

む

迎え袖	167

め

明確化	15
面ファスナー	167

も

沐浴援助	155
沐浴布	157
沐浴の手順	155

ゆ

輸液ポンプ	108
輸液ライン	159
湯温	116

よ

腰殿部	78
―挙上	79
浴槽内からの立ち上がり	129
予測式測定法	32

り

リクライニングチェア	133
良肢位の保持	100

れ

冷罨法	30

わ

和式寝衣	161
ワセリン	144

実習の "想定外" を乗り切る

なるほど看護技術

定価（本体2,200円＋税）

2019年6月20日　第1版第1刷発行

編　著　齊藤　茂子©

〈検印省略〉

発行者　小倉　啓史

発行所　株式会社メヂカルフレンド社

〒102-0073　東京都千代田区九段北3丁目2番4号
麴町郵便局私書箱48号　電話（03）3264-6611　振替　00100-0-114708
http://www.medical-friend.co.jp

Printed in Japan　落丁・乱丁本はお取り替えいたします　印刷／三共グラフィック㈱　製本／㈲井上製本所
ISBN978-4-8392-1645-0　C3047　　　　　　　　　　　　　　　　　　　　　　　107141-294

　本書の無断複写は，著作権法上での例外を除き，禁じられています．
　本書の複写に関する許諾権は，㈱メヂカルフレンド社が保有していますので，複写される場合はそのつど事前に小社（編集部直通 TEL　03-3264-6615）の許諾を得てください．